DIE SEKTION
DES GEHIRNS UND RÜCKENMARKS
UND IHRER HÜLLEN

DIE SEKTION DES GEHIRNS UND RÜCKENMARKS
UND IHRER HÜLLEN

VON

PROFESSOR Dr. MED. BERTHOLD OSTERTAG

ZWEITE AUFLAGE

MIT 17 ABBILDUNGEN

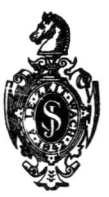

BERLIN · GÖTTINGEN · HEIDELBERG
SPRINGER-VERLAG
1949

ISBN-13: 978-3-540-01406-5   e-ISBN-13: 978-3-642-86361-5
DOI: 10.1007/978-3-642-86361-5

ALLE RECHTE, INSBESONDERE DAS DER ÜBERSETZUNG
IN FREMDE SPRACHEN VORBEHALTEN.

COPYRIGHT 1944 AND 1949 BY SPRINGER-VERLAG BERLIN,
GÖTTINGEN AND HEIDELBERG.

Aus dem Vorwort zur ersten Auflage.

Die vorliegende Anleitung verdankt ihre Entstehung zwei Ursachen:

Einmal dem ursprünglichen Plan, eine Monographie der Hirnsektion (d. h. der Sektion des Zentralorgans, seiner weichen und knöchernen Hüllen) mitsamt einem historischen Abriß zu geben, der nicht zuletzt der wissenschaftlichen Begründung unserer Sektionsmethodik als *der* dem heutigen Forschungsstand zweckentsprechendsten dienen sollte. Dies mußte als weniger zeitnotwendig zurückgestellt werden.

Alsdann sollten einem größeren Kreise die Darstellung der von uns geübten Technik, die sich seit mehr als $1^1/_2$ Jahrzehnten vielfach bewährt, sowie die Grundlagen der Befunderhebung und die zweckmäßige Versorgung des Gehirns leicht zugänglich gemacht werden. Dies ist auch heute wichtig.

Die zunehmende Erkenntnis von der Bedeutung krankhafter Vorgänge in der Schädelhöhle — im Verlauf allgemeiner Erkrankungen, als Ursache unerwarteten Todes, deren richtige Erkennung und Bewertung bei wichtigen Erbkrankheiten und versicherungsrechtlichen Fragen — erheischt eine Technik, die auch vom Studenten schnell richtig zu erlernen, leicht durchzuführen und sicher anzuwenden ist und ein Höchstmaß an diagnostischen Möglichkeiten mit dem bloßen Auge, wie auch die spätere mikroskopische und wissenschaftliche Untersuchung gestattet.

Dem Verlag danke ich für die Durchführung des Druckes, vielen Fachgenossen, unter ihnen besonders Herrn Prof. SPATZ, für Kritik und Anregung, Herrn Prof. HOCHSTETTER für die gütige Überlassung eines Originalbildes (Abb. 1), meinem Mitarbeiter, Herrn Dr. H. KLEIN für die Unterstützung bei der Bearbeitung der historischen Daten.

Ich hoffe, daß dies Büchlein dem Studenten wie dem Arzt ein willkommener Wegweiser sein und unter den Fachgenossen Freunde finden möge. Wenn das Heft weiter dazu beiträgt, die Kenntnis von Aufbau und Erkrankung des Gehirns schon beim Studenten mühelos zu vertiefen, ferner eine einheitliche, dem heutigen Stand der Forschung gerecht werdende Technik zu erzielen, dann wird dies der Erkenntnis der allgemeinpathologischen Bedeutung des Zentralorgans nur förderlich sein.

Berlin, im März 1944.

B. OSTERTAG.

Vorwort zur zweiten Auflage.

Das Buch hat in seiner ersten Auflage eine freundliche Aufnahme gefunden, und zwar nicht nur seitens der engeren Fachkollegen und Studenten, sondern auch im Kreise wissenschaftlich orientierter Kliniker, besonders der Neurologen, Anstaltsärzte und hirnchirurgisch Interessierten. Vielen habe ich für Kritik und Vorschläge zu danken, denen ich nach Möglichkeit, z. B. bei den Abbildungen, gefolgt bin. So wurde ein Bild durch eine besonders instruktive Aufnahme der *Schädelbasis* ersetzt, haben doch die Schädel- und Schädelbasispräparate zusammen mit den nur am frischerhaltenen Gehirn erkennbaren Veränderungen für die Klärung und Auswertung von Röntgenbildern, sowie für die Konstitutionspathologie Bedeutung erlangt. Zur besseren Veranschaulichung der *Sektion der Wirbelsäule und des Rückenmarks* sind drei Bilder hinzugekommen. Diese Methode hat sich bei Obduktionen von Unfall- und Verletzungsfolgen und im Hinblick auf die Auswirkungen von Wirbelsäulenerkrankungen auf das Rückenmark bewährt. Uns ermöglichte dieses systematische Vorgehen die Feststellung der Fernherde an der Wirbelsäule und die Erfassung der Contrecoup- und Fernherde am Rückenmark.

Trotz der Vermehrung der Bilder konnte der Umfang beibehalten werden, u. a. durch die Anwendung der bereits für die erste Auflage geplanten verschiedenen Kleindrucke. Für seine kritische Unterstützung bei der Neubearbeitung schulde ich meinem Mitarbeiter Herrn Dr. O. STOCHDORPH ganz besonderen Dank.

Möge das Buch auch weiterhin seinen Zweck erfüllen, durch eine gute, verständliche Sektionsmethode Orthologie und Pathologie des Zentralorgans leicht erlernbar zu machen, möge es schon beim Studenten Interesse und Verständnis für das weite Gebiet der in fast allen Zweigen der Medizin nicht mehr entbehrlichen Gehirnforschung wecken!

Tübingen, im Oktober 1948.

B. OSTERTAG.

Inhaltsverzeichnis.

I. Entwicklung der Methodik der Hirnsektion	1
II. Technik der Sektion des Zentralorgans und seiner Hüllen	8
a) Schädelkapsel und Meningen	8
Sektion des Neugeborenenkopfes	15
b) Gehirn	16
Abweichung bei Prozessen der hinteren Schädelgrube	24
c) Schädelbasis	26
Eröffnung der Nebenhöhlen usw.	26
d) Wirbelsäule und Rückenmark	28
Vorgehen bei Verletzungen und Wirbelerkrankungen	29
III. Untersuchungen am frischen Gehirn	32
IV. Befunderhebung	34
V. Frischerhaltung und Fixierung	41
Sektion des fixierten Gehirns	44
VI. Schlußbemerkungen	45

> Was ist das Schwerste von allen?
> Was Dir das Leichteste dünket,
> Mit den Augen zu sehen,
> Was vor den Augen Dir liegt!
>
> *Goethe*, Xenien.

I. Entwicklung der Methodik der Hirnsektion.

Fast alle heute gebräuchlichen Anleitungen zur Sektion der Schädelhöhle und des Gehirns gehen im Grunde auf die von VIRCHOW angegebene Methode zurück. Offenbar liegt es an der Autorität des großen Meisters, wenn die Fachgenossen noch immer an seiner — mehr oder weniger abgewandelten — Technik der Gehirnsektion festhalten. Doch ist jede Methode zeitbedingt. Zweck der VIRCHOWschen Methode war, in der vorfärberischen und Vormikrotom-Ära möglichst viel mit bloßem Auge zu erkennen und zur Untersuchung am frischen Präparat sichtbar zu machen. Von *seinen* Fragestellungen aus und nach den Bedürfnissen *seiner* Zeit war sein Vorgehen folgerichtig. Das, was zu VIRCHOWs Zeiten zu erkennen sein sollte, waren Veränderungen, die uns heute mehr oder minder grob anmuten. Anderes, was erst später mittels gefärbter Mikrotomschnitte aufgedeckt werden konnte, war früher noch unbekannt. Um so größer ist das Verdienst VIRCHOWs, der mit dieser Methodik soviele heute noch gültige Tatsachen hat finden können, unter denen das richtige Erfassen der Glia und die richtige Erkennung und Klassifizierung der Angiome besonders genannt seien.

Jede Methode ist von einer Fragestellung getragen: Die Bedeutung einer zweckgerichteten Technik geht auch aus der Geschichte der anatomischen Untersuchung des Gehirns eindeutig hervor. Sie kann kaum anschaulicher belegt werden als damit, daß VAROL (1543—1575) die seinen Namen tragende Brücke entdeckte, als er bei systematischem Vorgehen das Gehirn mit der Basis nach oben legte und durch senkrecht gelegte Schnitte Hirnschenkel, Sehstreifen, Tractus opticus usw. freilegte.

Wer wie die antiken Autoren das Gehirn als eine Schleimmasse ansieht, braucht sich nicht um morphologisch faßbare Einzelheiten zu bemühen. Wo infolge traditionellen Irrtums im Gehirn keine faßbare Struktur vermutet wurde, konnte auch keine Sektionstechnik des Gehirns erarbeitet werden. Daher ist die Frühgeschichte der Hirnanatomie zugleich eine Geschichte der Hirnsektion, die für viele Epochen auch die geistesgeschichtlichen Zusammenhänge beleuchtet.

Sektionen zur Erforschung krankhafter Zustände wurden bis zum Ausgang des Mittelalters nicht vorgenommen. Die hervorragenden Forschungen des ARISTOTELES in Anatomie und Physiologie stützten sich ausschließlich auf Tiersektionen und -versuche. Auch GALEN hatte — abgesehen von zufälligen und seltenen Befunden an menschlichen Leichen — seine anatomischen und physiologischen Studien nur an Tieren gemacht, wobei er sich die Kenntnis des zentralen Nervensystems durch eine schichtweise horizontale Abtragung von oben her erwarb. VAROL dagegen trennte das Gehirn von der Basis ab, entnahm es aus dem Schädelgrund und präparierte es von unten her. Diese Methode wurde von WILLIS verbessert. Er ging 1664 dazu über, das Gehirn, wie es heute üblich ist, von frontal her allmählich von der Schädelbasis zu lösen, eine Methode, die dann von weiteren Forschern, wie von dem Franzosen DE VIEUSSENS 1685 und von dem Deutschen GALL 1808, benutzt wurde.

Auf allzu viele weitere Sektionsmethoden möchte ich nicht eingehen, sondern lediglich erwähnen, daß die Schwierigkeiten bei der Zergliederung des Zentralorgans und der Herstellung übersichtlicher Schnitte zu der Gefriermethode von STILLING führten und zu der Methode von BURGHARDT, der das Gehirn in Hektographenmasse einschloß und dann in dünne Schnitte zerlegte. CRUVEILHIER gibt leider in seiner pathologischen Anatomie keine Sektionsmethode des Gehirns an. Er scheint seine Sektionstechnik dem jeweiligen pathologischen Prozeß angeglichen zu haben; Gehirn und Rückenmark hat er in wichtigen Fällen offensichtlich im Zusammenhang obduziert.

Nach den vierziger Jahren des vorigen Jahrhunderts hatte die VIRCHOWsche Technik der Gehirnsektion in den pathologischen Instituten Eingang gefunden. Unter den speziell am Gehirn arbeitenden Forschern (damals vorzüglich Psychiater und Neurologen) fand sie wenig Freunde. Diese bevorzugten noch bis zum Beginn dieses Jahrhunderts die von MEYNERT 1867 angegebene Technik, die den Hirnstamm von dem Hirnmantel trennt. Auch nach dem ersten Weltkrieg wurde die MEYNERTsche Methode gern angewandt, als die Pathologie des Hirnstamms, nicht zum wenigsten durch die damalige Encephalitisepidemie, in den Vordergrund gerückt wurde. MEYNERTs Methode kann bei Hirnstammprozessen eindrucksvolle Bilder geben. Sie gestattet es, den Hirnstamm serienweise aufzuschneiden und den Hirnmantel im Zusammenhang aufzubewahren:

An dem auf der Konvexität liegenden Gehirn wird nach völligem Freipräparieren der SYLVIschen Furche der Schläfenlappen angehoben, das Unterhorn des Seitenventrikels eröffnet und der Schläfenlappen abgetrennt. Die Ventrikelvorderhörner werden durch einen Frontalschnitt eröffnet, die Inselrinde wird umschnitten, die Verbindung zwischen Großhirnmantel und Hirnstamm im Gebiet der inneren Kapsel durchtrennt und das Gewölbe abgetragen. Nach Lösung der Hirnhäute am Splenium läßt sich der Hirnstamm mitsamt dem Kleinhirn entnehmen.

Die Methode MEYNERTs geht auf sein Bestreben zurück, die bestehenden Unterschiede der Gesamtgewichte und Teilgewichte der einzelnen Hirnteile in ihren Beziehungen zu Geschlecht,

Lebensalter und Geisteskrankheit festzulegen[1]. Infolgedessen trennte er sowohl den Hirnmantel wie den Hirnstamm noch weiter auf.

Der Pathologe WEIGERT versuchte ohne nachhaltigen Erfolg einen Kompromiß zwischen der VIRCHOWschen und der MEYNERTschen Methode. Weitere Vorschläge zur Gehirnsektion finden sich bei SIEMERLING[2].

Wie allgemein bekannt, bezweckte VIRCHOWs Vorgehen — bei Wahrung eines gewissen äußeren Zusammenhanges des Gesamtorgans — eine möglichst vollständige Einsicht in die Teile.

Es werden die Seitenventrikel von oben eröffnet, der Balken durchschnitten, dann der Entspannungsschnitt um die Stammganglien herumgelegt und der Hirnmantel weiter zertrennt. Frontalschnitte durch die Stammganglien, die jedoch nicht bis an die Hirnbasis durchgeführt werden, beenden die Sektion des Großhirns. Das Kleinhirn wird zur Eröffnung des 4. Ventrikels median gespalten, der Aquädukt aufgeschnitten, alsdann das Kleinhirn durch eine Anzahl weiterer Schnitte zerlegt, während Pons und Oblongata von der ventralen Seite her, unter Schonung des Bodens der 4. Kammer, eingeschnitten werden.

Von verschiedenen Autoren (NAUWERCK bis RÖSSLE) wurden Verbesserungen vorgeschlagen.

So sehr VIRCHOWs Methode bei dem damaligen Stand der Kenntnisse vom Gehirn und seinen Erkrankungen, also in der vorfärberischen Ära, dem Zweck gerecht wurde, möglichst viel bei der makroskopischen Sektion sichtbar zu machen, so enthält sie doch so viele Nachteile für die Diagnostik, daß ihre Anwendung heute nicht mehr angezeigt erscheint.

VIRCHOW lag seinerzeit daran, die einzelnen Teile des Gehirns nicht voneinander zu trennen. Er wollte das Gehirn (gewissermaßen wie das Herz) nach der Sektion wieder zusammenklappen können. Zu diesem Zweck darf die Hirnrinde nicht völlig durchtrennt werden, zum mindesten müssen die weichen Häute noch in ihrer Kontinuität erhalten bleiben; dagegen wird das Marklager ohne Rücksicht auf zusammenhängende Systeme durchschnitten. Da VIRCHOW auf die histologische Untersuchung am gefärbten Schnitt verzichtete, brauchte er auf diese Zusammenhänge keine Rücksicht zu nehmen.

Ein weiterer großer Mangel ist z. B. die Notwendigkeit, die Schnitte am Hirnstamm nicht bis an die Basis durchzuführen. Für den heutigen Untersucher ist es unerläßlich, das Infundibulum, ja die gesamte Hirnbasis auch auf Durchschnitten zu betrachten. Eine völlige Übersicht über die Substantia nigra ist ebenso wie ein Blick auf die Corpora mamillaria bei den verschiedensten Krankheiten von Bedeutung. Zu VIRCHOWs Zeiten war über die basalen Kerne im Hirnstamm nicht viel bekannt.

Weiter wird nach VIRCHOWs Technik der Aquädukt eröffnet. Der Schnitt des weniger Geübten liegt meist nicht exakt. Wichtige Zusammenhänge werden zerstört, die Durchmusterung der Vierhügelgegend ist zum mindesten erschwert. Die Zerschneidung des Kleinhirns stört den anatomi-

---

[1] MEYNERT: Vjschr. Psych. **1867**, H. 2.
[2] SIEMERLING: Verh. Ges. dtsch. Irrenärzte **1893**.

schen Überblick und läßt keinerlei exakte Betrachtung und mikroskopische Untersuchung der Kerne des Kleinhirndachs zu. Die Verbindungen des Kleinhirns zum Großhirn werden ebensowenig erfaßt wie die Kleinhirnbrückenbindearme. Das Zerschneiden der Brücke und der Oblongata von

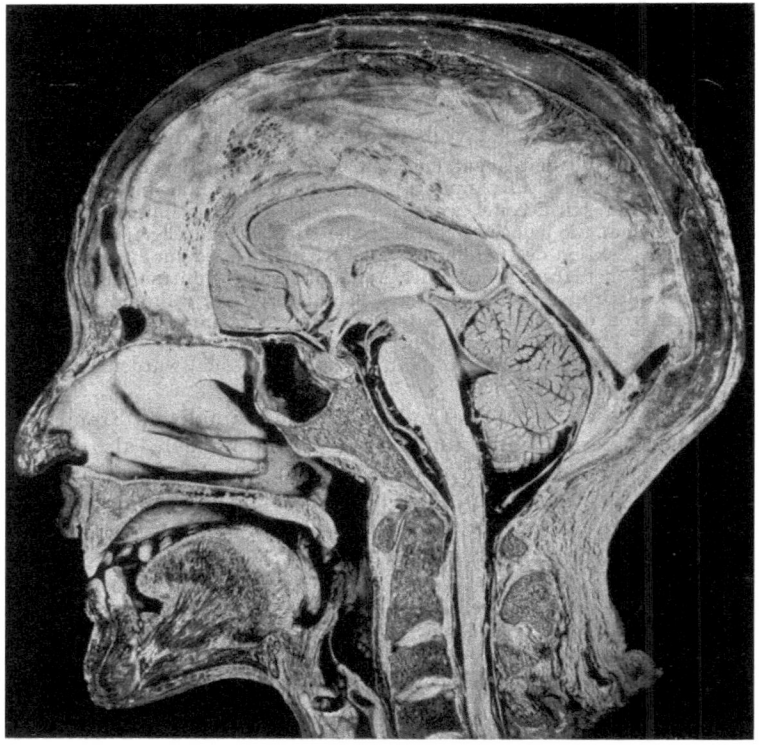

Abb. 1. Medianschnitt durch den Schädel (nach einem Präparat Prof. F. HOCHSTETTERs). Lagebeziehungen der Schädelkapsel, der Dura und ihres Sinus zu den medianen Gehirnpartien, sowie Ausdehnung der Zisternen und deren Verhältnis zum Subarachnoidalraum des Rückenmarks.

der Basis her gestattet z. B. nicht die Betrachtung der Brückenhaube und der subependymären grauen Substanz, die für die Diagnose zahlreicher Erkrankungen von Wichtigkeit ist.

Schließlich darf nicht unerwähnt bleiben, daß bei der VIRCHOWschen Sektionstechnik wesentliche Teile des Schläfenlappens, u. a. auch die Ammonshornregion, dem Obduzenten nie zu Gesicht kommen.

Gegen die VIRCHOWsche Technik in allen ihren Abwandlungen lassen sich also folgende Gründe anführen:

1. Die Reproduzierbarkeit des äußeren Bildes ist sehr schlecht, selbst wenn noch so vorsichtig gearbeitet wird.

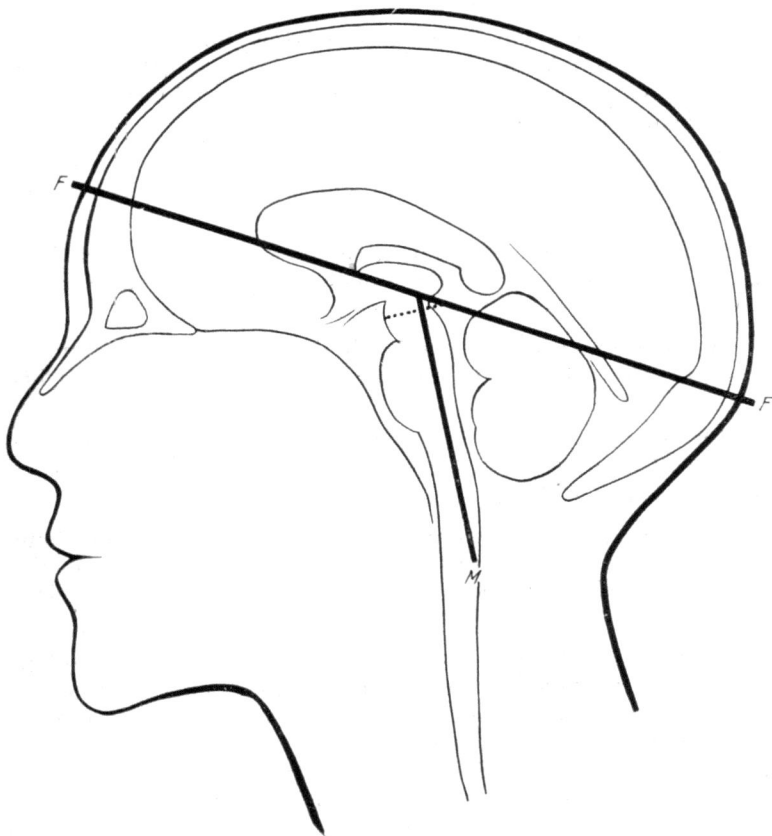

Abb. 1 a. Umzeichnung des Medianschnitts der Abb. 1. MEYNERTsche Hirnstammachse (*M*) und FORELsche Großhirnachse (*F*). Die gestrichelte Linie ist der Schnitt der Hirnsektion nach SPATZ (vgl. Abb. 17), der in den Scheitelpunkt des Winkels zwischen Großhirn- und Hirnstammachse fällt.

2. Durchschnitte durch die Hirnrinde im Zusammenhang mit der Pia können nicht betrachtet werden, da die Pia noch erhalten bleiben muß, um ein Auseinanderfallen des Gehirns zu verhindern.

3. Das Windungsmark wird zerschnitten.

4. Die wichtigen Herde im Gebiet der 3. Linsenkernarterie werden durch die „Umschneidung des Hirnstamms" zerstört.

5. Ganze Teile des Gehirns, z. B. der basale mediale Schläfenlappen, werden überhaupt nicht obduziert und können gar nicht sichtbar gemacht werden.

6. Die Schnitte durch das Neostriatum und Zwischenhirn dürfen nicht durch die ganze Höhe der Stammganglien geführt werden, sondern müssen sich auf „visitierende Schnittchen" beschränken.

7. Die Schnitte durch Oblongata und Pons treffen nur die ventralen Partien, ohne die wichtigen dorsalen sichtbar zu machen.

8. Bei der Eröffnung des Aquädukts werden zumeist die Verhältnisse zerstört, so daß der Aquädukt überhaupt nicht mehr betrachtet werden kann.

9. Das Kleinhirn wird ohne Not in den wichtigsten Zusammenhängen zerstört, die Bindearme des Kleinhirns dagegen nie sichtbar gemacht.

10. Das Zerschneiden des Balkens vernichtet die Vorstellung vom Aufbau und das Erkennen pathologischer Veränderungen, besonders im Splenium.

11. Der Student bekommt niemals eine klare Vorstellung vom Aufbau des Gehirns, lernt nicht die Zusammenhänge kennen und sieht wichtige Gebiete, wie z. B. die infundibuläre Region, niemals.

Wenn wir mit Rücksicht auf unsere heutigen Zwecke diese Kritik an der VIRCHOWschen Technik üben müssen, muß andererseits rückhaltlos anerkannt werden, daß das Vorgehen von dem Standpunkt seiner Zeit aus ebenso einfach wie genial war. Wie schon die Älteren (vgl. Skizzen LEONARDOs) zunächst den Hohlraum des Gehirns eröffneten, um hineinzuschauen, eröffnet auch er die Ventrikel weit und macht Inhalt und innere Oberfläche in vollem Umfang sichtbar; allerdings wird dies mit der Zerstörung wichtiger Teile erkauft.

Die Schwierigkeit jeder Gehirnsektion liegt darin, eine optimale Schnittrichtung zu finden, die trotz der Empfindlichkeit des Organs und trotz der — phylogenetisch bedingten — Verschiebung der Hirnstammteile gestattet, möglichst viel sichtbar zu machen *und* für die Untersuchung zu erhalten. *Dies wird u. E. durch eine Reihe von Frontalschnitten erreicht.*

Da wir nur in zwei Dimensionen sezieren können, muß die dreidimensionale, räumliche Vorstellung erworben und erhalten werden[1]. Aus diesem Grund dürfen bei unserer Sektionstechnik die Schnitte nicht zu weit auseinander liegen; die technische Voraussetzung dafür ist eine Methode der *Frischerhaltung* des Organes (s. S. 41).

Sektionen mittels Frontalschnitten wurden schon verschiedentlich angegeben, vermittelten jedoch wegen Planlosigkeit kein klares Bild und führten insbesondere bei der Obduktion des Hirnstammes zu Schwierigkeiten. Der Winkel der MEYNERTschen Achse (Oblongata — Mittelhirn) zur Großhirnachse FORELs beträgt 120° (Abb. 1 und 1a). Bei Fixierung des Gehirns verkleinert er sich erheblich, am meisten bei Aufhängung an der Basalarterie. Werden Frontalschnitte über den Scheitel dieses Winkels hinaus fortgesetzt, so treffen sie Brücke und Oblongata auf abenteuerlichen Längsschnitten, die dem Ungeübten jede Orientierung rauben. Trennt man schon am unfixierten Gehirn den Hirnstamm im Mittelhirn ab, so werden durch Quellung und Schrumpfung wichtige Zusammenhänge zerstört. Der Student verliert erfahrungsgemäß auch hier die Orientierung. Wir wenden deshalb seit langem den kleinen Kunstgriff an, den Winkel zwischen FORELscher und MEYNERTscher Achse ein wenig zu strecken und den caudalen Hirnstamm durch einen frontoparallelen Schnitt an geeigneter Stelle abzusetzen. Der Einwand, wir erhielten dabei Schnittrichtungen durch das Hinter- und Nachhirn, die nicht senkrecht zur MEYNERTschen Achse stehen, ist beim frischen und frischerhaltenen Gehirn nicht von Belang, da erfahrungsgemäß die Abweichungen unerheblich sind. Bei pathologischen Verhältnissen bieten die Präparate sogar erhebliche Vorteile.

Wichtig bleibt es, daß die Sektion dem Studenten leicht verständlich ist, wichtige Zusammenhänge wahrt (z. B. beim Zisternengebiet, Hirnschenkelfuß u. dgl.) und schon dem weniger Geübten eine Lokalisation der gefundenen Veränderungen ermöglicht. Der Erfahrene wird je nach dem Ziel der Sektion auch einmal anders vorgehen, z. B. einen Hydrocephalus oder einen Occipitaltumor durch einen Horizontalschnitt sezieren, aber wir müssen uns auf eine *grundsätzliche* Methodik festlegen, die sowohl das Optimum an Sichtbarmachung wie die Möglichkeit der Verarbeitung des Gehirns gewährleistet.

---

[1] Um die Vorstellung vom Gehirn bei den Studenten zu fördern, lasse ich mäßig angehärtete Gehirne in Sagittal- und Horizontalschnitte zerlegen. Sehr eindrucksvoll ist es auch, von dem ganzen angehärteten Gehirn nur eine Hemisphäre in Horizontalscheiben abtragen zu lassen, um dann das übrige Gehirn in Frontalschnitte zu zerlegen. Die Verhältnisse des Hirnstammes suche ich dem Verständnis näher zu bringen, indem ich die Studenten ihn mit Plastilin selbst modellieren lasse. Ich bin für diese Einführung (Schnitte am gehärteten Gehirn in verschiedenen Ebenen und Modellieren des Hirnstammes) mit einer Doppelstunde ausgekommen.

II. Technik der Sektion des Zentralorgans und seiner Hüllen.

a) Schädelkapsel und Meningen.

Die Sektion des Schädels beginnt mit der *äußeren Besichtigung des Kopfes*, wobei auf etwaige Verletzungen oder Veränderungen des Knochens, die durch die Weichteile hindurch gefühlt werden können, geachtet werden muß. In der üblichen Weise wird an dem erhöht liegenden Kopfe der Schnitt durch die Galea bis auf das Periost von einem Warzenfortsatz zum anderen in der größten Ausdehnung hinter der Höhe des Scheitels (Rücksicht auf die Wiederherstellung der Leiche!) gelegt und die Galea nach vorn und hinten abpräpariert. Auch hierbei ist auf etwaige Veränderungen des Knochens zu achten.

Bei Verletzungen, insbesondere bei Kriegsverletzungen und bei solchen mit Prolaps des Gehirns, wird das gesamte Wundgebiet umschnitten und erst im Zusammenhang mit dem Gehirn herausgenommen.

Alsdann zeichnet man mit dem Messer die Sägelinie in dem größten horizontalen Umfang des Schädels vor, und zwar von der Glabella bis zur Protuberantia occipitalis. Vorsichtig wird der Schädel rundherum aufgesägt (bei der oft sehr dünnen Schläfe Achtung!), ohne in die Dura oder gar in das Gehirn einzusägen, alsdann die Kalotte mittels des VIRCHOWschen Meißels vorsichtig abgehebelt oder abgesprengt[1].

Nunmehr läßt sich beim Erwachsenen das Schädeldach meist von der harten Hirnhaut lösen. Die *Innenseite des Schädeldaches* wird betrachtet und dessen Erhabenheiten und Tiefen mit der Kontur der harten Hirnhaut verglichen. (Läßt sich — wie beim Kind bis zu 9 Jahren und bei krankhaften Veränderungen — das Schädeldach nicht von der Dura lösen, so wird die Dura in der Sägelinie aufgeschnitten und das Schädeldach nach Abtrennung an der Falx mitsamt der Dura entnommen.) Der Längsblutleiter wird eröffnet.

Wir eröffnen die mit der Pinzette angehobene *Dura* durch vorsichtiges Einschneiden auf der Scheitelhöhe neben dem Längs-

---

[1] Um Formveränderungen des Schädels nach der Sektion zu vermeiden, setzen wir die Kalotte fest auf den basalen Teil auf, indem wir mit einem schmalen Bohrer an entsprechenden Stellen der oberen und unteren Sägefläche des Stirnbeins Löcher bohren, in diese als Zapfen einen abgekniffenen Drahtstift setzen und so Kalotte und Basis wieder fest miteinander verbinden. Unserer selbstverständlichen Verpflichtung, die Leiche so wiederherzustellen, daß möglichst keine Spuren des Eingriffes sichtbar sind, wird dieses Vorgehen besonders gerecht. Wir werden eher um wichtige Sektionen angegangen werden, wenn die Angehörigen überzeugt sein können, daß nichts zu sehen sein wird.

blutleiter, schneiden neben ihm entlang nach vorn und hinten und legen dann von der Mitte des Schnittes ausgehend senkrecht dazu rechts und links je einen Schnitt durch die Dura über die Konvexität des Gehirns bis an die Sägelinie des Schädels, so daß

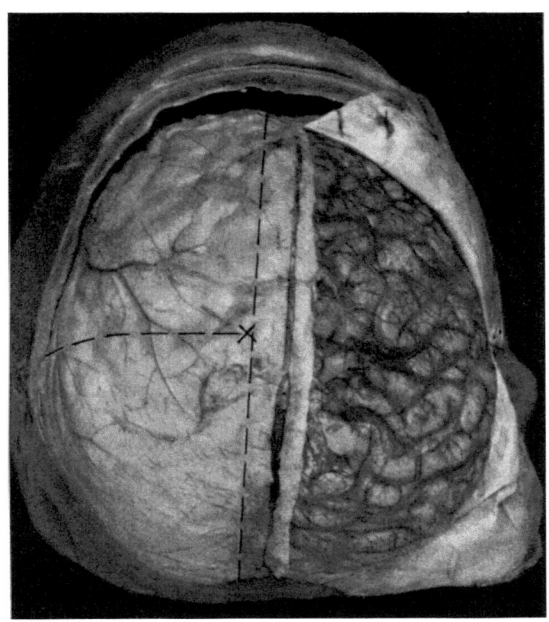

Abb. 2. Schnitte zur Eröffnung der Dura. Der Längsblutleiter ist aufgeschnitten. Bei X wird die Dura mit der Pinzette angehoben, stirn- und hinterhauptwärts parasagittal mit der Schere vorsichtig eröffnet, dann erneut bei X angehoben und vorsichtig unter Betrachtung des Subduralraums und der Durainnenfläche senkrecht auf die Sägelinie des Schädels hin geschnitten. Rechts sind die Schnitte ausgeführt, die Oberfläche des Gehirns liegt frei.

die Dura mit 4 Zipfeln von der medianen Sagittallinie weggeklappt werden kann (Abb. 2). Falx und Längssinus bleiben stehen.

Die gewöhnlichen Vorschriften lassen nach Eröffnung des Längsblutleiters die Dura auf der Höhe der Sägelinie durch den Schädel durchtrennen und die beiden Hälften der Konvexitätsdura nach oben schlagen. Die hier angegebene Methode gestattet ein exaktes präparatorisches Vorgehen sowie eine völlige Klärung der Zusammenhänge zwischen den Hirnhäuten, z. B. der Brückenvenen zwischen weicher und harter Hirnhaut, deren Mesenchym bei den frischen Hirnverletzungen mit der aktiven Abgrenzung des Schadens beginnt, die zur Bildung des Verlötungsringes um die geschädigten Hirnpartien führt. Bei der üblichen Technik werden durch das Abnehmen der Dura von der Sägefläche aus wichtige Zusammenhänge getrennt, etwa durch

10   Technik der Sektion des Zentralorgans und seiner Hüllen.

Zerreißung pialer Cysten. Wir können mit unserer Methode z. B. bei Meningomen die Lageverhältnisse ausgezeichnet klären und erhalten bei Metastasen in den Hirnhäuten einen vorzüglichen Einblick. Ferner vermögen wir den Eintritt der pialen Venen in den Längsblutleiter besser zu

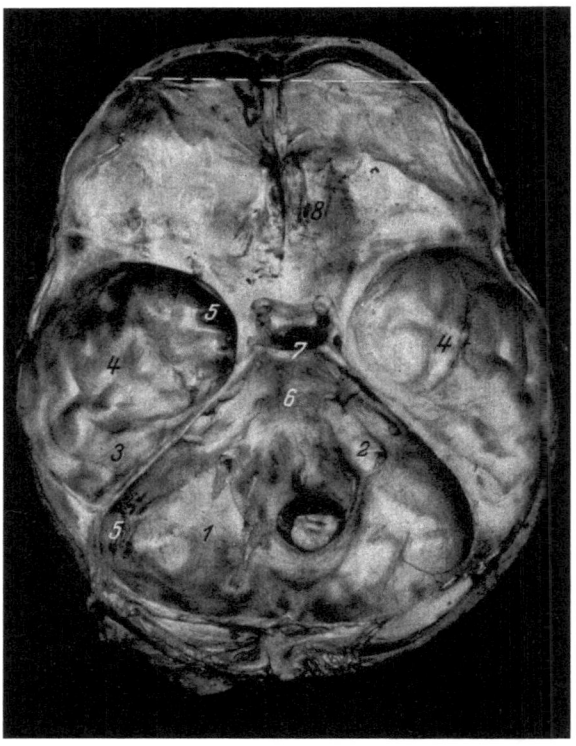

Abb. 3. Schädelbasis mit Hirndruckzeichen. *1* erweiterte linke hintere Schädelgrube, *2* erweiterter Porus acusticus int., *3* Abflachung der Eminentia arcuata, *4* verstärkte Impressiones digitatae in den mittleren Schädelgruben, *5* Hirnhernien-Bildung, *6* ausgehöhlter Clivus, *7* sattelartig eingedelltes Dorsum sellae, *8* Ausbuchtung der rechten Olfactoriusrinne.
------ Sägeschnitt bei Entnahme der Basis ohne die Ossa frontalia.

verfolgen und in Übersicht zu betrachten, was für die Zusammenhänge bei Thrombosen von nicht zu unterschätzender Bedeutung ist. Auch die Flüssigkeitsmenge in den Hirnhäuten wird besser erfaßt.

Die Inspektion der Konvexität beider Hemisphären beginnt mit der *Untersuchung des Medianspaltes*, der Fissura interhemisphaerica.

Wichtig ist die Verdrängung derselben durch parasagittale Meningome und durch Gliome, die die mediale Mantelkante erreichen.

Nunmehr wird die Hirnsichel an der Crista galli abgetrennt und zurückgeschlagen und durch Abheben des basalen Stirnhirns die *Basis des Gehirns* und die *Schädelbasis* (Abb. 3) betrachtet. Bei der Entnahme wird das Gehirn zunehmend mit der linken Hand gestützt.

Die Tiefe der Siebbeinplatten ergibt gegebenenfalls schon Aufschlüsse über einen Hirndruck.

Die Betrachtung wendet sich dem Olfactorius, der vorsichtig abgehoben wird, und der Olfactoriusrinne zu. Durch vorsichtiges weiteres Abheben wird der Opticus mit dem Ende des Gyrus olfactorius und das Chiasma, sowie das Infundibulum sichtbar gemacht. Hierbei sind die Verhältnisse am Infundibulum und an der Sella mitsamt der Hypophyse, sowie der Eintritt der Carotiden und der venöse Plexus um die Carotiden herum zu besichtigen. Die Optici sind am Austritt aus dem Schädel scharf abzutrennen, ebenso die später folgenden Hirnnerven. Der weitere Blick in die Basis reicht nun nur noch bis in das Gebiet der Basalzisterne, denn das Gehirn läßt sich wegen des Tentoriums nicht weiter zurückschlagen. Deshalb wird die Ansatzstelle des Tentoriums an der Felsenbeinkante beiderseits mit einem scharfen Messer *von lateral nach medial* durchschnitten, nachdem festgestellt ist, ob im *Zisternengebiet* abwegiger Inhalt vorhanden ist. Die Hirnnerven IV bis VIII werden dabei abgeschnitten.

Danach gewinnt man den Überblick über die Basis *des caudalen Hirnstamms.* Man sieht die Art. basilaris und die Aa. vertebrales, aus denen erstere entspringt. Die caudalen Hirnnerven durchschneidet man der Reihe nach möglichst nahe am Austritt aus der Schädelhöhle. Ein möglichst tief, aber quer geführter, glatter Schnitt durchtrennt das Rückenmark in den obersten Cervicalsegmenten. (Bei Prozessen der Medulla oblongata, die durch eine Auftreibung erkennbar sind, empfiehlt es sich, nach der unten angegebenen Methode Rückenmark und Oblongata im Zusammenhang herauszunehmen.)

Jetzt läßt sich das Gehirn aus dem Schädel entnehmen und wird auf einen Kranz aus Zellstoff oder in die Kalotte gelegt, damit sich die Hemisphären beim Liegen nicht abplatten.

Bevor wir uns weiter mit dem Gehirn befassen, wird die *Schädelbasis* (Abb. 3) einer eingehenden Untersuchung unterzogen.

Auf die Verhältnisse der vorderen Schädelgrube ist bereits eingangs hingewiesen. In der *mittleren* Schädelgrube ist die Sella turcica, deren äußere Form mitsamt der Sattellehne und den Proc. clinoidei, sowie ihr Inhalt, die Hypophyse, zu beachten.

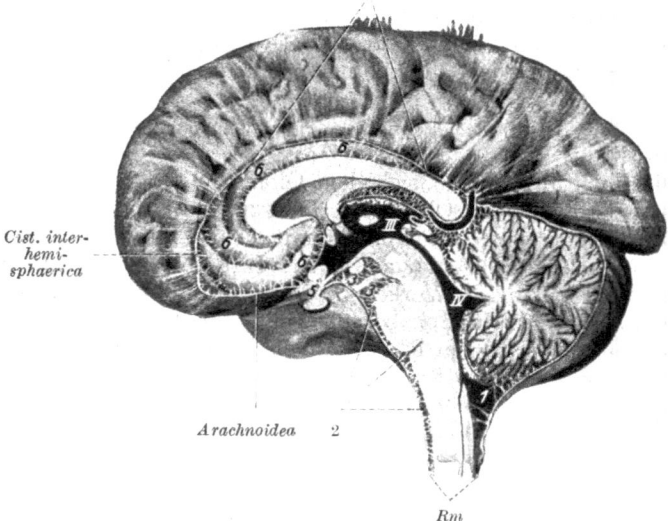

Abb. 4 a. Schematischer Medianschnitt mit Übersicht über die Zisternengebiete (nach SPATZ-STROESCU, Nervenarzt 1934). Darstellung der Arachnoidea als kontinuierliche Membran und des Zusammenhangs der Zisternen untereinander. Die Dura und ihre Fortsätze sind weggelassen, die subarachnoidalen Räume sind im natürlichen, nichtkollabierten Zustand gezeichnet. *1* Cisterna cerebello-medullaris, *2* Cisterna ponto-medullaris, *3* Cisterna basalis, *4* Cisterna ambiens, *5* Cisterna fissurae lateralis (von der Arachnoidea verdeckt), *6* Cisterna interhemisphaerica, *Rm* Subarachnoidalräume des Rückenmarks.

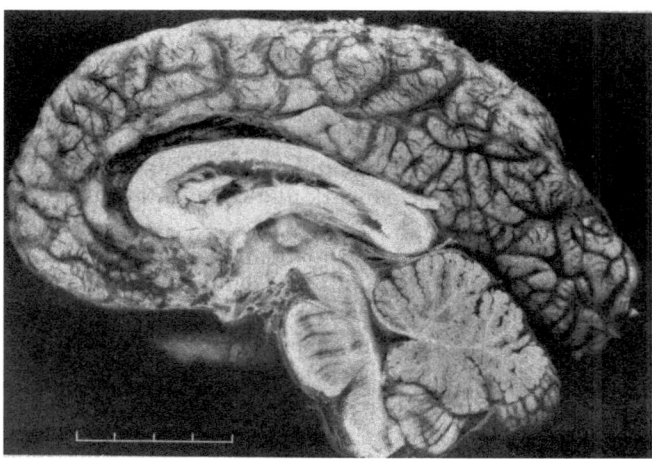

Abb. 4 b. Medianschnitt durch ein Gehirn mit tuberkulöser Meningitis, die sich im basalen Zisternengebiet ausdehnt und dieses so anschaulich darstellt.

Der Eintritt der Carotis in die Schädelhöhle ist von dem venösen Sinus caroticus umgeben. Die Spitze der Felsenbeinpyramide und die Felsenbeine mit dem Eintritt des VII. und VIII. Hirnnerven erfordern Beachtung.

Die Impressiones digitatae der mittleren Schädelgrube, insbesondere im medialen Teil, sind für die Beurteilung eines Hirndrucks wichtig.

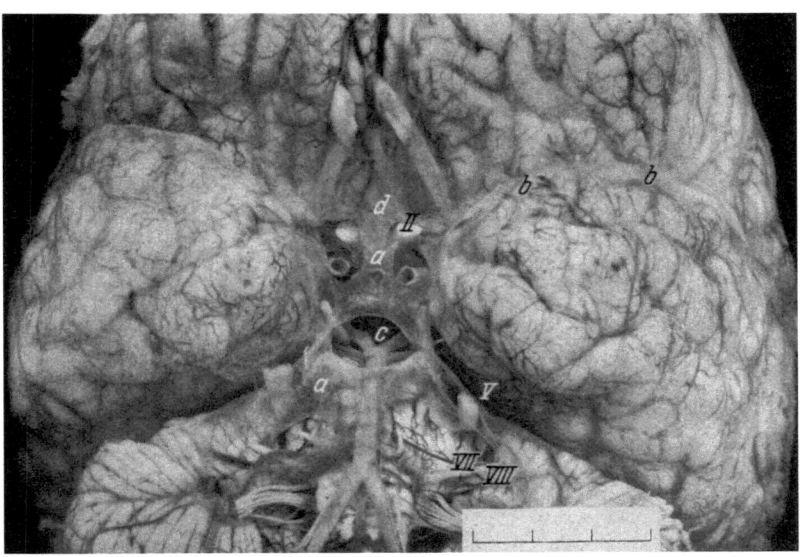

Abb. 5. Fibrose der Arachnoidea im Gebiet der Cisterna basalis und Cisterna fissurae lateralis. *a* Fibröse Verdickung der zisternalen Arachnoidea, *b* Cisterna fissurae lateralis, *c* Einblick in die Tiefe der Cisterna basalis bei erhöhter Füllung mit Liquor, *d* Cisterna chiasmatis, II Opticus, V Trigeminus, VII Facialis, VIII Acusticus.

Die *Hypophyse* wird am besten mit dem Knochen der Sattellehne entfernt, damit das leicht verletzliche Organ nicht geschädigt wird und trotz seiner Kleinheit nicht verloren gehen kann. Ein leichter Schlag mit dem Meißel oder Schnitt mit dem Knorpelmesser durchtrennt die Sattellehne und eröffnet die Keilbeinhöhle. Die abgetrennten Teile der Sattellehne erfaßt man mit der Pinzette und durchschneidet vorn an der Sella das Diaphragma, so daß die Hypophyse unter leichtem Zug an der abgeschlagenen Sattellehne mit dieser zusammen gewonnen werden kann.

In der *hinteren* Schädelgrube beachtet man den Clivus, die Weite und Umgebung des For. magnum, die Sinus transversi, sigmoides, cavernosi, petrosi und den Sinus rectus und eröffnet

14　Technik der Sektion des Zentralorgans und seiner Hüllen.

diese. Erst wenn hier alle Feststellungen getroffen sind, wird die harte Hirnhaut entfernt, was bei einiger Übung gleichmäßig und vollständig vor sich geht. Die Betrachtung der Schädelbasis nach Abtragung der Dura ist ebenso wichtig wie die der von der Dura entblößten Kalotte. Entnahme der Schädelbasis s. u.

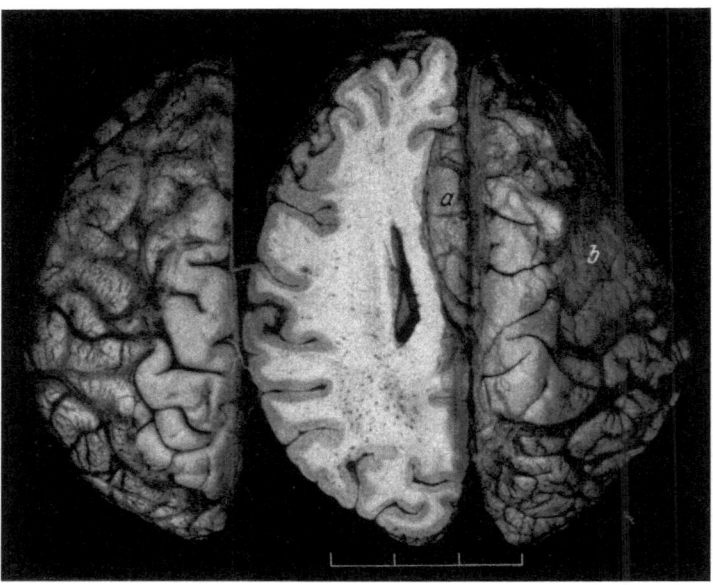

Abb. 6. Massenverschiebung im Gebiet der Cisterna interhemisphaerica bei rechtsseitiger subduraler Blutung. *a* Rechter Gyrus cinguli über die Mittellinie nach links verdrängt, *b* Eindellung der rechten Hemisphäre durch das Hämatom.

Der Dura zunächst liegt die *Arachnoidea*, nur durch einen dünnen Spalt gesondert, in dem sich eine Flüssigkeit *(kein* Liquor) befindet. Arachnoidea und Pia begrenzen den liquorführenden Subarachnoidalraum; er ist von Bindegewebsbalken und von den Gefäßen durchzogen.

Die Arachnoidea folgt überall der Dura. Während die Arachnoidea die Windungsfurchen überbrückt, senkt sich die *Pia* mit den Gefäßen in die Hirnsubstanz ein und begleitet die Gefäße als Adventitia. Dort, wo die Hirnsubstanz den Schädel nicht voll ausfüllt, entfernt sich die Arachnoidea weiter von der Pia, und es entstehen die liquorgefüllten Räume der *Zisternen* (Abb. 4a). Diese befinden sich an der Hirnbasis: Cisterna *chiasmatis*, große *Basal*zisterne, Cisterna *ponto-olivaris*, Cisterna *ambiens*, die in die Cisterna *corporis callosi* übergeht, welche ihrerseits, dem Balken folgend, in den vorderen Teil der basalen Zisterne mündet.

So sehen wir in dem Zisternengebiet ein Wasserkissen, das, in der Medianebene des Zentralorgans gelegen, ein schützendes Polster für die lebenswichtigen Abschnitte des Stammhirns darstellt. Der Überblick auf dem Medianschnitt der Abb. 1 zeigt die Zisternen in ihrer Ausdehnung und läßt ihre Bedeutung erkennen. Das Gebiet der Cisterna ponto-olivaris setzt sich ebenso wie das der Cisterna cerebello-medullaris in den Subarachnoidalraum des Rückenmarks fort. (Dieses ist also auch in eine „Zisterne" eingebettet.)

Diese Zusammenhänge erklären die Ausbreitung krankhafter Prozesse, insbesondere von Meningitiden, im Subarachnoidalraum der Hirnbasis und des Rückenmarks (vgl. Abb. 4b). Die Zisternen sind von großer Bedeutung auch bei raumfordernden Prozessen jeder Art, da nur an diesen Stellen der Hirnsubstanz ein Ausweichen möglich ist. Ein häufiges Symptom raumfordernder Prozesse ist z. B. die Verdrängung des einen Gyrus cinguli im Zisternengebiet auf die Gegenseite (Abb. 6). Auch die Verdrängung anderer Hirnabschnitte in die verschiedenen Zisternengebiete gibt Anhaltspunkte für eine Druckvermehrung und deren Richtung (Abb. 7a und 7b). Bei der Hirnschwellung wird das Zisternengebiet oft voll ausgefüllt, so daß das Gehirn einem vollständigen Ausguß des knöchernen Schädels gleichen kann.

Ehe wir an die Sektion des Gehirns gehen, wird das *Zisternengebiet* ebenso wie die *Gefäße* an der *Hirnbasis* genauestens untersucht. Die Aa. vertebrales, basilis, cerebri posteriores, die Carotiden und Rami communicantes liegen frei. Die *Arteria cerebri media* wird in ihrem Verlauf verfolgt, wobei gleichzeitig die *Arteria fossae Sylvii* präpariert wird *(wichtiges Gefäß bei Embolien und Apoplexien im Bereich der Linsenkernarterie).* Die Konvexität und der Balken werden schon vor der Herausnahme des Gehirns untersucht, während beim Verfolgen der Cisterna ambiens und der Betrachtung ihres Überganges in die Cisterna interhemisphaerica die *Zirbeldrüse* aufgesucht wird.

Die Sektion des Neugeborenen-Kopfes. Die *kindliche* Dura ist der Schädelinnenfläche adhärent und muß an der Schädelkapsel verbleiben. Die häufigen geburtstraumatischen Zerreißungen und Blutungen werden am besten durch die Methode erfaßt, die als Bügel- oder Henkelkorbmethode bekannt geworden ist. Von der großen Fontanelle aus wird nach Eröffnung des Längsblutleiters mit der Schere der Knochen nebst Dura 2 cm paramedian — analog unserer Abb. 2 — eröffnet, alsdann die Frontoparietalnaht aufgeschnitten und das Schädeldach vierzipfelig auseinandergeklappt. Die Venen und deren Mündungen in den Längsblutleiter sind genauestens zu betrachten, dann werden Schläfen- und Occipitallappen angehoben, um das Tentorium auf Zerreißungen und Blutungen untersuchen zu können. Gegebenenfalls ist zunächst das Großhirn beiderseits zu entnehmen, um so Falx, Tentorium und Inhalt der hinteren Schädelgrube gemeinsam untersuchen zu können.

Hat das Gehirn eine hinreichende Festigkeit, dann schneiden wir die stehengebliebene Spange am frontalen Ansatz durch, ebenso die Falx an der Crista galli, und obduzieren auch das kindliche Gehirn nach der üblichen Methode.

Insbesondere bei der Sektion des Frühgeborenen-Gehirns empfiehlt es sich, nach GRIESINGER die Schädelkapsel mitsamt

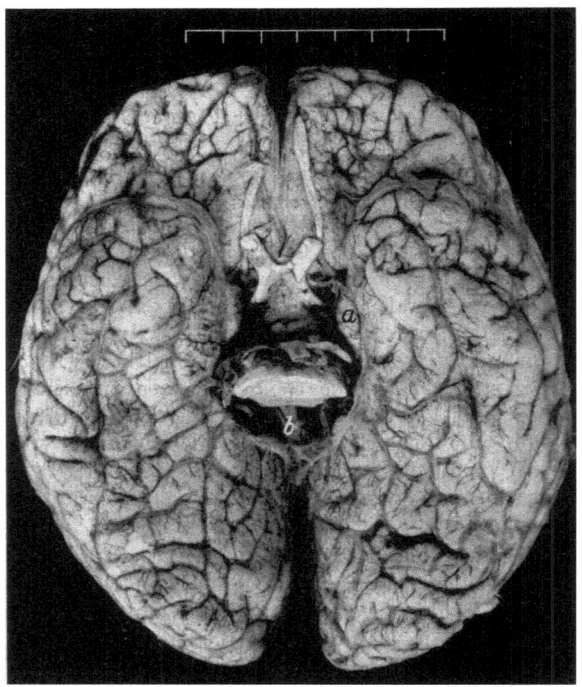

Abb. 7 a. Gehirn mit mäßiger Schwellung. *a* Impressionsfurche des scharfen Randes des Tentoriumschlitzes in der vorderen medialen Hippokampusregion, b Cisterna ambiens und Anfang der Plexusplatte, vor *b* der Sektionsschnitt durch die Brücke auf die vorderen Vierhügel zur Abtrennung des Hirnstamms. Bild einäugig betrachten!

dem Gehirn durch einen einzigen Horizontalschnitt zu eröffnen. Für die weitere histologische Untersuchung wird (entsprechend dem Vorgehen SIEGMUNDs) die obere Hirnhälfte in der Kalotte fixiert. Auf diese Weise werden Verletzungen der Konvexitätsmeningen und der empfindlichen Hirnrinde vermieden.

b) Gehirn.

Da *Maße* am Gehirn schlecht zu erheben sind, kommt für den laufenden Betrieb fast ausschließlich die Feststellung des *Gewichtes* in Frage. Dies wird tunlichst am frisch entnommenen Gehirn festgestellt, um die Wägung nach Ablaufenlassen eines Ödems wiederholen zu können. Für genauere Feststellungen bei Hirnschwellung dient das Verfahren REICHARDTs, das in einer im laufenden Sektionsbetrieb allerdings kaum durchführbaren Weise die Beziehungen zwischen Schädelinhalt und Gehirn objektiv durch exakte Bestimmungen des Schädelinhaltes und des Gehirns feststellt. Nachweis

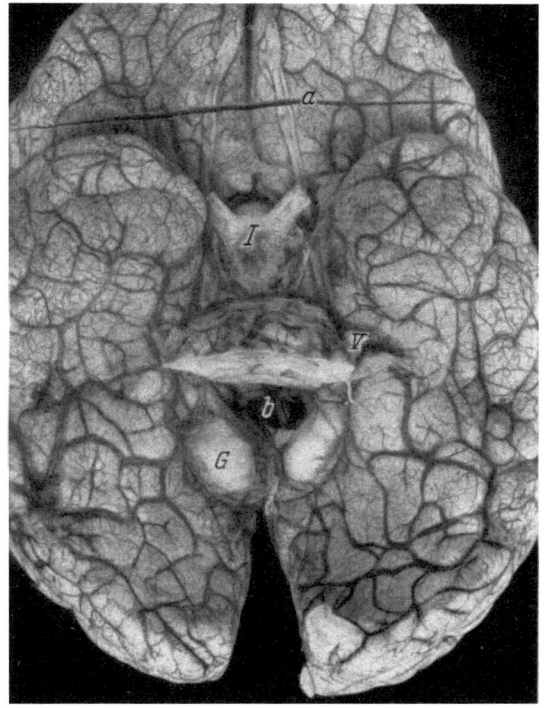

Abb. 7 b. Basale Zisternenverkeilung. Verdrängung des Gyrus hippocampi (*G*) in das Gebiet der Cisterna ambiens, sackartige Ausweitung des Infundibulums (*I*). *a* Schnitt zur Eröffnung des Vorderhirns zum Einblick in die Seitenventrikel bei Hydrocephalus oder zur Fixierung, *b* Cisterna ambiens. Bild einäugig betrachten!

der Volumenveränderungen des Gehirns durch Messung des Gehirngewichtes und des dazugehörigen Schädelinnenraumes s. DOHMEN[1].

Die Sektion des Gehirns beginnen wir mit einem *Schnitt durch den Pons auf die hinteren Vierhügel* zu (Abb. 7 a und b) an dem auf der Konvexität liegenden Organ, indem wir den 2.—4. Finger der linken Hand unter die sich dabei auseinanderspreizenden

---

[1] DOHMEN: Anleitung zur physikalischen Untersuchung des Gehirns und Schädels usw. Berlin: Springer 1941.

Occipitalpole legen. Hierbei sinkt das Nachhirn tiefer in die mediane Längsfissur. Hirnstamm- und Großhirnachse werden an-

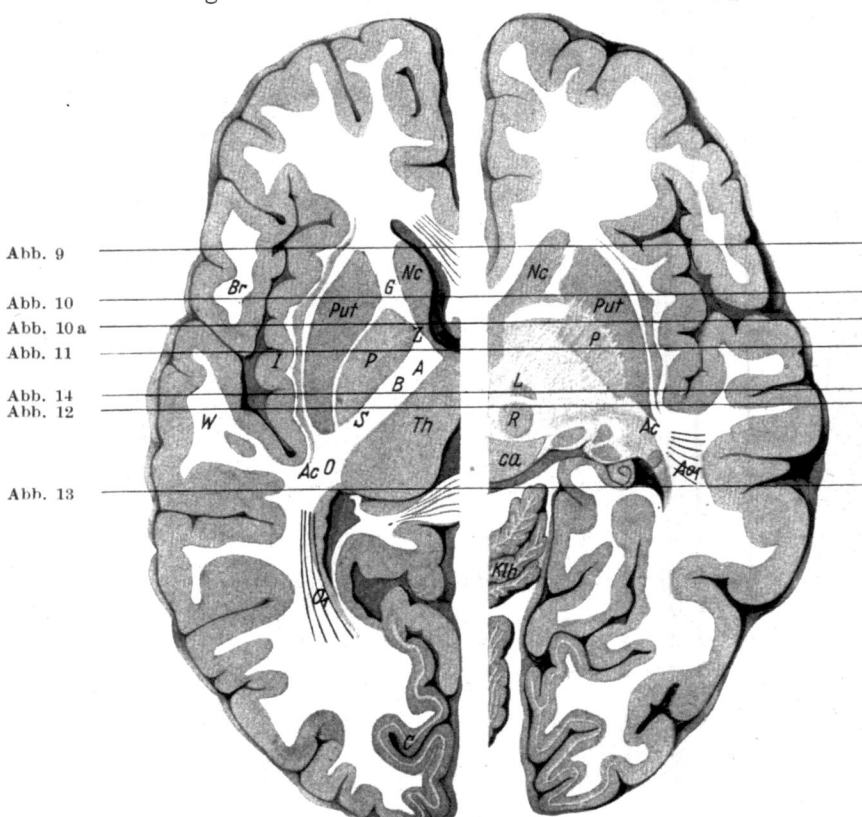

Abb. 8. Horizontalschnitte durch die Hemisphären (rechts 1 cm tiefer als links). *Nur zur Orientierung über die Lage der Abb. 9—14! Nc* Nucleus caudatus, *Put* Putamen, *P* Pallidum, *L* Nucleus subthalamicus Luysi, *Th* Thalamus, *R* Nucleus ruber, *Ca* vordere Vierhügel, *Klh* Kleinhirn, *C* Fissura calcarina mit VICQ D'AZYRschem Markstreifen in der Ausdehnung der Sehregion, *Br* BROCAsches motorisches Sprachzentrum, *W* WERNICKEsches sensorisches Sprachzentrum, *I* Inselrinde, *GZABSO* (im Verlauf der inneren Kapsel) Faserbahnen für Gesicht, Zunge, Arm, Bein, Sensibilität und Sehstrahlung, *Ac* und *Ac₁* Hörstrahlung, *O* und *O₁* Sehstrahlung zur Sehregion.

geglichen. Senkrecht auf die hinteren Vierhügel durchschneiden wir Pons und Mittelhirn, die Schnittfläche ist fronto-parallel.

Ist der caudale Hirnstamm abgetrennt, wird noch einmal das gesamte *Zisternengebiet* betrachtet, insbesondere der Übergang der Cisterna ambiens in die *Plexusplatte*, sowie die *Epiphyse*.

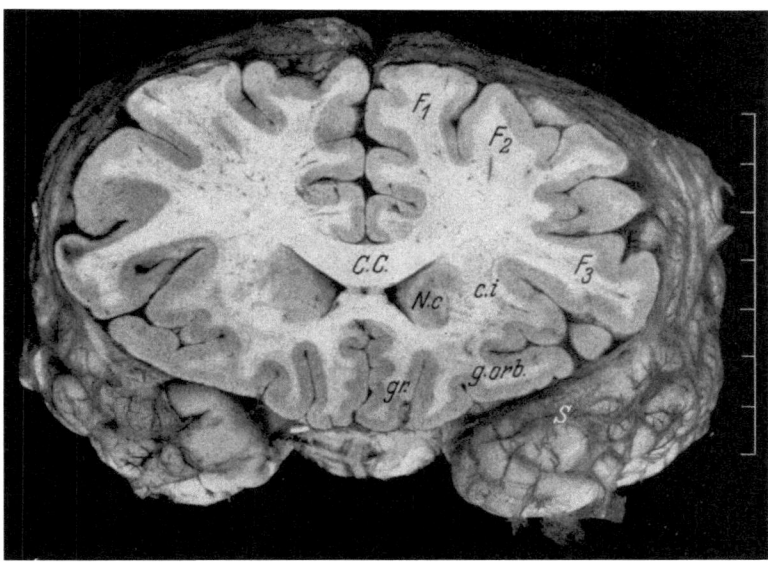

Abb. 9. Schnitt unmittelbar vor den Schläfenpolen. Bezeichnungen für diese und die folgenden Abbildungen s. S. 22.

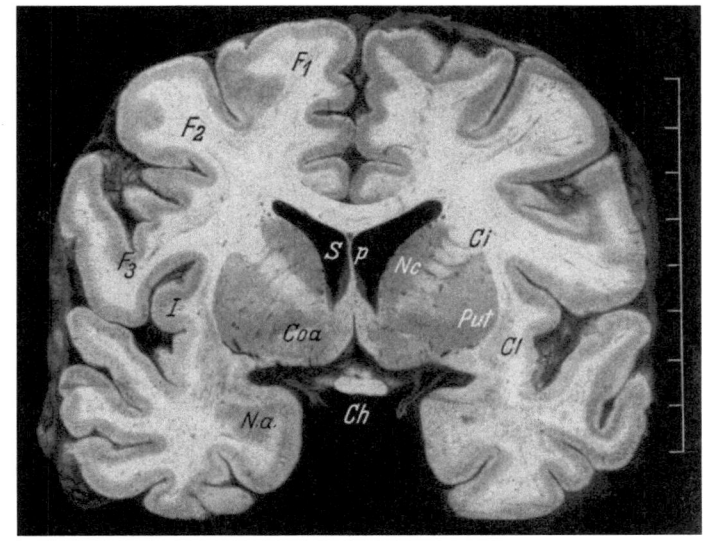

Abb. 10. Schnitt durch das Chiasma.

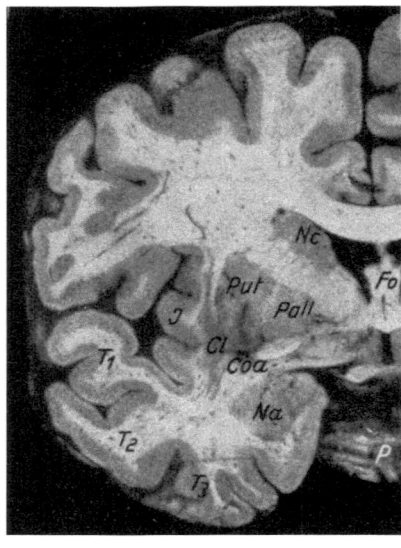

Abb. 10a. Schnitt auf der Höhe des Recessus opticus.

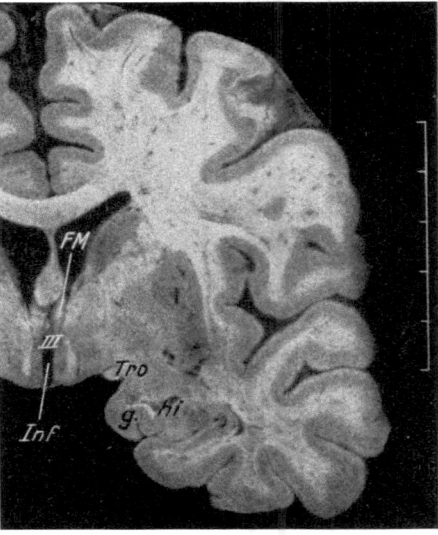

Abb. 11a. Schnitt durch das Infundibulum. Blick nach vorn.

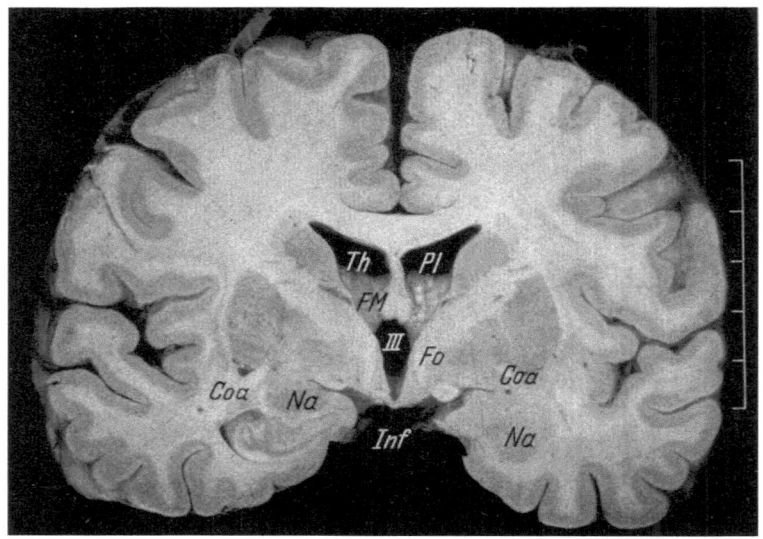

Abb. 11. Schnitt durch das Infundibulum. Blick nach hinten.

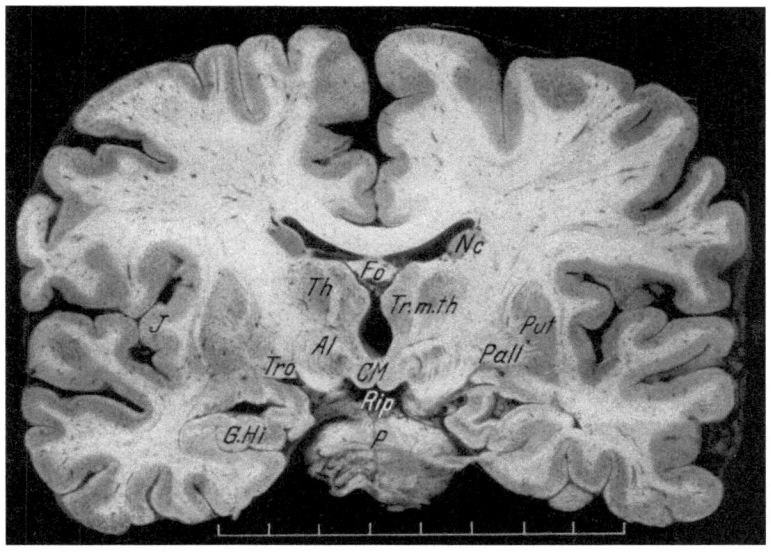

Abb. 12. Schnitt durch die Corpora mamillaria.

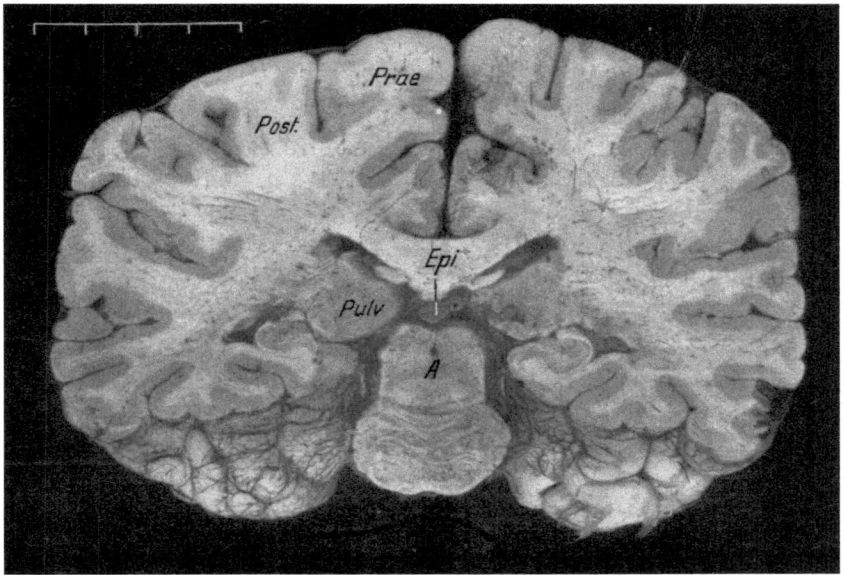

Abb. 13. Schnitt in der Ebene unseres Pons-Mittelhirnschnittes (vgl. Abb. 7 a und b).

22 Technik der Sektion des Zentralorgans und seiner Hüllen.

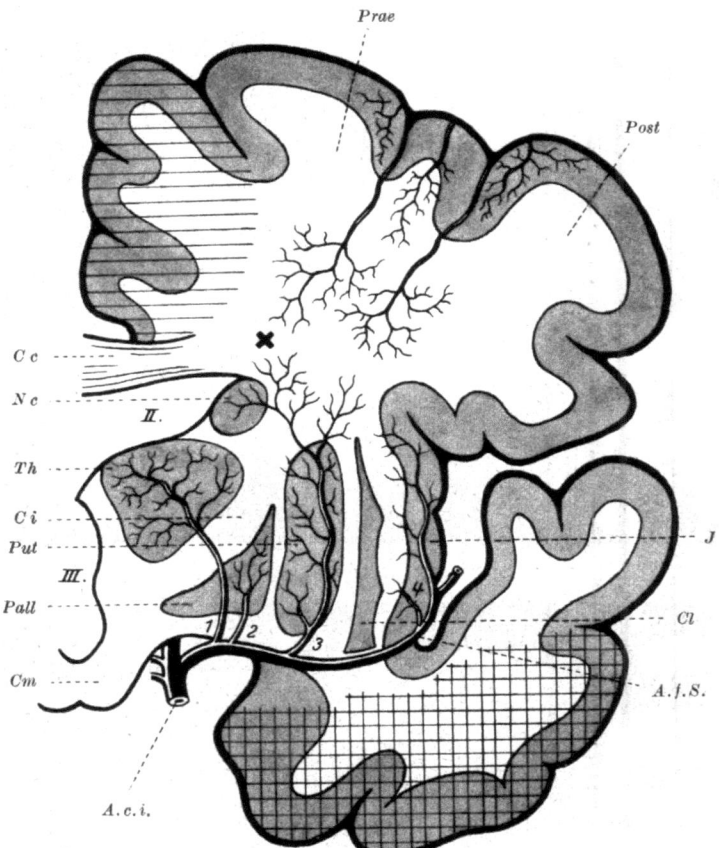

Abb. 14. Schematische Darstellung der arteriellen Gefäßversorgung. *A.c.i.* Arteria carotis interna, *A.f.S.* Arteria fossae Sylvii mit Zweigen zum Thalamus (*1*), zum Pallidum (*2*), zu Putamen, Caudatum und subependymärem Mark (*3*, sog. Arterie der Apoplexie) und zur Inselrinde (*4*), ≡ Versorgungsgebiet der Art. cer. ant., ♯♯ Versorgungsgebiet der Art. cer. post., dazwischen Versorgungsgebiet der Art. fossae Sylvii, von der einige Rindenzweige zwischen vorderer und hinterer Zentralwindung dargestellt sind, ✕ gefäßarme Zona intermedia des Marklagers; übrige Bezeichnungen s. u.

Bezeichnungen zu Abb. 9—14. *A* Aquädukt, *Al* Ansa lenticularis, *Cc* Corpus callosum, *Ch* Chiasma fasciculorum opticorum, *Ci* Capsula interna, *Cl* Claustrum, *Cm* Corpus mamillare, *Coa* Commissura anterior, *Epi* Epiphyse, F_1-F_3 Frontalwindungen, *FM* Foramen Monroi, *Fo* Fornix, *GHi* Gyrus hippocampi, *Gorb* Gyrus orbitalis, *Gr* Gyrus rectus, *J* Inselrinde, *Inf* Infundibulum, *Na* Nucleus amygdalae, *Nc* Nucleus caudatus, *P* Pons, *Pall* Globus pallidus, *Pl* Plexus, *Post* hintere Zentralwindung, *Prae* vordere Zentralwindung, *Pulv* Pulvinar thalami, *Put* Putamen, *Rip* Recessus interpeduncularis, *S* Schläfenpol, *Sp* Septum pellucidum, T_1-T_3 Temporalwindungen, *Th* Thalamus, *Tr.m.th.* Tractus mamillo-thalamicus, *Tro* Tractus opticus, *II* Seitenventrikel, *III* 3. Ventrikel.

Zu Abb. 10 a und 11 a: Die Entfernung dieser beiden Schnitte beträgt etwa $^1/_2$ cm. Bei festeren Gehirnen können wir sämtliche hier gezeigten Schnitte legen, bei weicheren Gehirnen

Gehirn.

So wird rechtzeitig ein etwaiges Übergreifen einer Meningitis auf die Plexusplatte erkannt; die Durchgängigkeit des Aquädukts kann schon auf diesem Schnitt beurteilt werden.

Nachdem beiderseits die Fossa Sylvii mit ihren Gefäßen inspiziert bzw. freipräpariert ist, legen wir den 1. *Großhirn*schnitt daumenbreit hinter den Frontalpol, um nach einem weiteren frontoparallelen den nächsten (3.) Schnitt vor die Schläfenpole zu legen. So erhalten wir das Präparat der Abb. 9. Der nächste (4.) Frontalschnitt trifft das Chiasma etwa 3 cm vor dem Infundibulum (Abb. 10), der folgende (5.) (Abb. 11) geht durch das Infundibulum selbst. Mit einem weiteren (6.) Schnitt (Abb. 12) treffen wir die Corpora mamillaria an der Hirnunterfläche. Hinter diesen liegt die Fossa interpeduncularis, in der nicht selten alte entzündliche Veränderungen zu finden sind. Trotz der geringen Entfernung zwischen den Schnitten der Abb. 11 und 12 ändert sich das Bild des Hirnstamms gewaltig. Der Thalamus opticus nimmt sehr rasch an Größe zu, am basalen Hirnstamm wird die innere Kapsel mächtiger und es treten weitere Kerne, z. B. das Corpus mamillare, der Nucleus hypothalamicus, die Substantia nigra, der rote Kern auf. Der folgende (7.) Schnitt (Abb. 13) fällt mit dem zur Abtrennung des caudalen Hirnstamms gelegten zusammen (vgl. Abb. 7a und 7b).

Hierbei wird der Vorteil unseres Vorgehens offensichtlich. Wir haben an hinreichend eng aufeinanderfolgenden fronto-parallelen Schnitten Durchschnitte durch das ganze Gehirn und sehen alle Veränderungen, auch die Beziehungen zur Pia, auf vollständigen Schnitten, die dem Anfänger bald vertraut werden und ihm die feinere Diagnostik ermöglichen. Die Herstellung dünner fronto-paralleler Schnitte wird durch die Benutzung einer Glasscheibe ermöglicht, die jeweils gegen die letzte Schnittfläche gehalten wird. Bei sehr weichen Gehirnen lassen sich die Schnitte mitunter nicht sämtlich ausführen, man wird dann statt je dreien nur zwei Schnitte legen.

Das *Occipitalhirn* wird ebenfalls durch frontoparallele Schnitte zerlegt.

Der *Hirnstamm* vom Mittelhirn ab wird senkrecht zu seiner Längsachse geschnitten. Der 1. Schnitt trifft vorwiegend noch Mittelhirnanteile, im folgenden wird die Brückenregion mit den Bindearmen, in den weiteren das Kleinhirn mit Brücke bzw.

---

wird man auf 10 a oder 11 a verzichten. Man muß sich bemühen, möglichst exakte Frontoparallelschnitte zu legen, um beide Hemisphären miteinander vergleichen zu können, denn in diesen Abschnitten des Hirnstamms ändert sich das Bild von Millimeter zu Millimeter.

Zu Abb. 11: Linke Seite (rechts vom Beschauer) ein wenig mehr oralwärts getroffen als die rechte. Man blickt in den 3. Ventrikel und in die Seitenhörner und sieht den Plexus durch das eröffnete Foramen Monroi in den Seitenventrikel eintreten. Gegen das Ventrikellumen springen die schnell größer werdenden Massen des Thalamus vor.

Zu Abb. 12: Zwischen den Schnitten der Abb. 11 und 12 beginnt der Thalamus, der schnell an Masse zunimmt. Der Schnitt der Abb. 12 verschafft einen guten Einblick in den Recessus interpeduncularis.

24 Technik der Sektion des Zentralorgans und seiner Hüllen.

Oblongata getroffen. Die Verbindungen zwischen Kleinhirn und Pons, sowie Oblongata werden gut sichtbar. Auf diesen Schnitten sind die Kerne des Kleinhirns und die der Oblongata einer genauen Betrachtung zugänglich.

An allen Schnitten durch das Großhirn wird die *Pia*, deren Verhalten in den Windungsfurchen, das *Rindengrau* und das

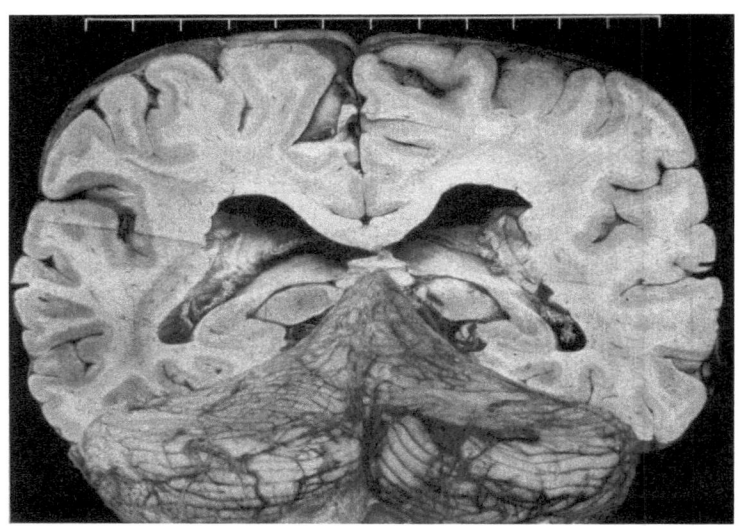

Abb. 15 a. Abweichende Sektionstechnik: In der Ebene unseres Brücken-Vierhügel-Schnittes werden stattdessen die Occipitalpole durch Frontalschnitt abgetrennt, um den Hydrocephalus in Verbindung mit einem Kleinhirnprozeß (Gewächs) sichtbar zu machen. Bild einäugig betrachten!

Marklager, der *Ventrikel* und die den Ventrikel begrenzenden Hirnabschnitte untersucht. Bei gefäßabhängigen Prozessen ist die Zuordnung zu arteriellen Versorgungsgebieten (Abb. 14) zu beachten.

Bei manchen Fragestellungen werden nicht alle Scheiben untersucht werden müssen, aber der Befund des Gehirns muß zumindest makroskopisch vollständig sein, und dies gewährleistet unsere Methode mit Leichtigkeit. Infolgedessen wird die Hirnpathologie von unserem Vorgehen unbezweifelbare Vorteile haben, und es wäre zu wünschen, daß sich ihm auch die gerichtsmedizinischen Vorschriften anschließen, um eine einheitliche Technik zu erreichen.

Abweichung bei Prozessen der hinteren Schädelgrube. Von der vorstehend angegebenen Technik *weichen* wir u. a. dann *ab*, wenn es gilt, bei Verdacht auf einen Kleinhirnprozeß mit Verlegung des 4. Ventrikels oder des Aquädukts Einblick in einen Stauungshydrocephalus zu gewinnen und dessen Ursachen zu ergründen.

Wir legen das Gehirn wiederum auf die Konvexität, präparieren das Zisternensystem wie oben, heben jedoch dann — an Stelle des Pons-Vierhügelschnittes — das Kleinhirn von den Occipitalpolen

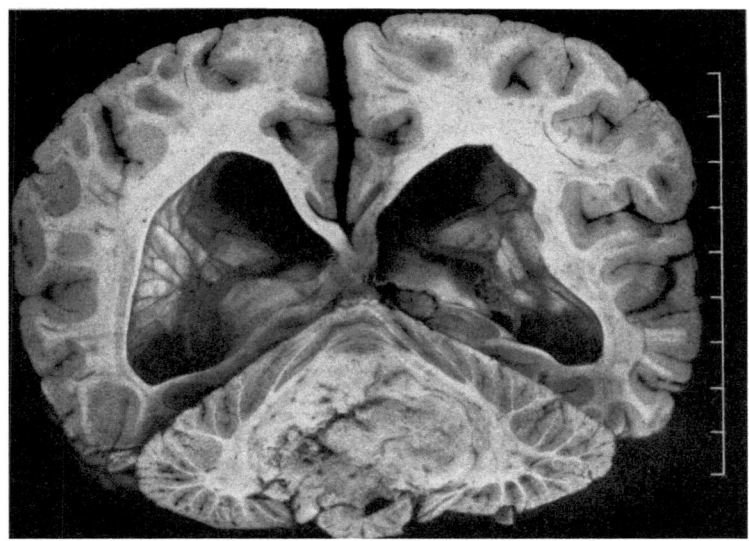

Abb. 15 b. Nach Abtrennen der Occipitalpole wie in Abb. 15 a zeigt ein Parallelschnitt durch das Kleinhirn das Gewächs des Kleinhirnunterwurms als Ursache des Hydrocephalus. Bild einäugig betrachten!

ab und trennen durch einen unmittelbar hinter dem Splenium gelegten Frontalschnitt die occipitalen Partien ab (Abb. 15a). Wir erhalten so Einblick in die erweiterten Ventrikel und können durch einen senkrechten Schnitt durch das Rautenhirn das Blastom oder den Absceß im Kleinhirn zusammen mit dem dadurch erzeugten Hydrocephalus darstellen (Abb. 15b).

Der Verdacht auf einen Hydrocephalus wird geweckt durch die Abplattung der Hirnwindungen und das mehr oder minder starke Schwappen des Gehirns bei Berührung. Ein umschriebenes Schwappen spricht selbst bei allgemeinem Hirndruck eher für eine Cyste, während diffuses fortgeleitetes Schwappen den Hydrocephalus anzeigt. Beim Hydrocephalus e vacuo wird die Hirnrinde eher reduziert sein, weit klaffende Furchen und schmale Windungen zeigen, ein Befund, der keinen Anlaß zur Abweichung von dem

Technik der Sektion des Zentralorgans und seiner Hüllen.

gewöhnlichen Sektionsvorgehen gibt. Ist der Obduzent im Zweifel, ob er bei Hirndruck einen Hydrocephalus vor sich hat oder nicht, dann gibt ein Schnitt durch den oralen Ventrikel entsprechend a der Abb. 7 b schnell Klarheit.

c) Schädelbasis.

Die wichtigen Beziehungen des periencephalen Raumes zu den Nebenhöhlen, der Nase und den übrigen Organen an der *Schädelbasis* machen es oft erforderlich, die Basis herauszunehmen.

Nach Abpräparieren der Weichteile, Durchsägen der Jochbögen und Luxieren des Unterkiefers wird unter Anlehnung an die Methode von HANSEMANN-OBERDÖRFER die Wirbelsäule zwischen dem 3. und 4. Halswirbel (an Stelle des Atlanto-occipitalgelenks der Originalmethode) von hinten her durchtrennt, die Schädelbasis luxiert und durch einen Sägeschnitt von der Glabella zum Vorderrand des Hinterhauptsloches vom Gesichtsschädel getrennt, wobei das Orbitaldach an der Basis bleibt und die Nebenhöhlen eröffnet werden[1].

Vielfach genügt es, die Schädelbasis *ohne* die Ossa frontalia zu entnehmen. Wir sägen in diesem Fall 1 cm hinter der Stirnfläche unter Schonung der Augen die vordere Schädelgrube frontal durch, bis wir in die Ebene des oben angegebenen Schnittes kommen, und sägen dann in der Richtung auf den Vorderrand des Hinterhauptloches weiter. Wir durchtrennen die Ossa zygomatica an ihrem hinteren Ansatz und lösen dann die Schädelbasis leicht heraus. In diesem Fall kann man mit einem ziemlich roh modellierten Ersatz auskommen.

Eröffnung der Nebenhöhlen usw.

Die Methodik der *Nebenhöhleneröffnung* hat durch GRÄFF eine erhebliche Förderung erhalten. Seine Sektionstechnik (modifiziert

---

[1] Gelegentlich wird es notwendig sein, den *ganzen* Schädel zu entnehmen. Ein Präparationsverständnis wird leicht zum rechten Wege führen. Die Voraussetzung ist die Rücksichtnahme auf die Wiederherstellung der Leiche, d. h. also die schonendste Behandlung der Weichteile, die möglichst dicht am Knochen abpräpariert werden. Der Ersatz des Schädels erfolgt durch Abformung. Nachdem er hauchdünn eingefettet ist, wird er mit einer Gipsform umgeben, in die man von vornherein einen dünnen Draht einlegt (am besten in der medianen sagittalen Ebene), um den Gips leichter aufschneiden zu können. Sowohl des Gewichtes wie der leichteren Formbarkeit wegen empfiehlt es sich, als Ersatzmaterial ein Gemisch von technischem Paraffin und ungereinigtem Wachs zu nehmen. Durch entsprechend gelegte Nähte gelingt es leicht, ein gutes Aussehen des Verstorbenen wieder herzustellen.

Es ist auch hier empfehlenswert, den Schädel nicht im Atlanto-occipital-Gelenk abzusetzen, sondern auf der Höhe des 3. Halswirbels. Hierbei wird das caudale Zisternengebiet mit Sicherheit erhalten.

von VELTEN, Zbl. Path. 66) gestattet die Herausnahme des knöchernen Rachendachs *mitsamt den Schlund- und Halsorganen* ohne erheblichen Eingriff und macht dabei die Nebenhöhlen sichtbar. Sie ist, wenn man das Hauptgewicht auf das Herausnehmen der Nebenhöhlen legen muß, das zweckmäßigste Vorgehen.

Von weiteren Methoden zur Eröffnung der Nebenhöhlen sei erwähnt die Schnittführung HARKEs, der nach Abpräparierung der Gesichtshaut unmittelbar paramedian den Schädel durchsägt, Vomer und Cartilago quadrangularis, sowie die unteren Muscheln beiderseits reseziert und den Zugang zu den mittleren Siebbeinzellen eröffnet. GOHN-GENNERICH legen einen Frontalschnitt vor der Sella durch die Schädelbasis und führen den HARKEschen Schnitt nur in oraler Richtung durch.

Die Eröffnung der Nasenhöhle geschieht ohne weiteres bei unserer Herausnahme der Schädelbasis; sonst kann sie von oben her am besten nach GRÄFF sichtbar gemacht werden. Die Kieferhöhlen werden ebenfalls bei unserer Herausnahme der Schädelbasis eröffnet. Diese Methode gestattet den weitaus besten und sichersten Einblick.

Soll das *Gehörorgan* im ganzen untersucht werden, so kommt ausschließlich das Herausnehmen desselben in Frage. Man entnimmt das Felsenbein mitsamt dem Proc. mastoideus mittels Sägeschnitten, die sich vor der Felsenbeinpyramide im Clivus treffen, und sägt es dann im Schraubstock mittels einer Laubsäge weiter auf. Man kann schon in situ durch einen von dem hinteren Rande des äußeren nach dem vorderen inneren Rand des inneren Gehörganges gerichteten Sägeschnitt das Felsenbein eröffnen und erhält das meist völlig intakte Trommelfell mit einem Einblick in die Paukenhöhle. Die Schnecke ist eröffnet, ebenso der Proc. mastoideus. Benötigt man lediglich einen Einblick in das mittlere und innere Ohr, so wird das Dach der Paukenhöhle abgehoben. Beim Neugeborenen kann man mit dem Knorpelmesser die Sutura petro-squamosa eröffnen und das Tegmen tympani abheben.

Ich selbst pflege mit einem 3 cm breiten scharfen Meißel, dessen Mitte ich lateral der Eminentia arcuata ansetze, das Felsenbein lamellenartig abzutragen, wobei zunächst die Schnecke angeschlagen wird. Sodann wird schon mit dem 2. Schlag die Paukenhöhle eröffnet, und man kann das unverletzte Trommelfell mitsamt dem Inhalt der Paukenhöhle betrachten. Um eine vollkommene Übersicht zu erhalten, schlage ich medial von dem sichtbaren Trommelfell die Basis der Felsenbeinpyramiden ein und trage durch einen Meißelschlag, den ich unterhalb des Foramen acusticum internum ansetze, die Felsenbeinpyramiden völlig ab. Dabei mache ich mir den Carotiskanal und Plexus cavernosus sichtbar.

Ein weiteres übersichtliches und einfaches Vorgehen zur Obduktion des Mittelohres gibt ELBEL (Zbl. Path. 76) an.

Zur *Herausnahme des Auges* im Zusammenhang mit dem N. opticus heben wir mit einem flachen Meißelschlag das Orbitaldach ab, um dann durch vorsichtige Schläge den Canalis opticus von oben zu eröffnen. Alsdann präparieren wir von dem Bulbus das Fettgewebe ab. Indem wir den Bulbus mit einer Pinzette gut gefaßt leicht nach hinten ziehen, schneiden wir mit feiner Schere den Conjunctivalansatz ab, bis wir den Bulbus von seinem Fettund Bindegewebe befreit haben, und lösen dann vorsichtig den N. opticus heraus. Zur Wiederherstellung der Gesichtszüge benutzen wir am besten ein passendes Glasauge, das mit feuchtem Zellstoff hinterlegt wird.

d) Wirbelsäule und Rückenmark.

Bei der Sektion des *Wirbelkanals* und *Rückenmarkes*[1] ist zu beachten, daß zunächt die Muskulatur seitlich der Dornfortsätze sorgfältig abpräpariert wird, so daß die gesamte Längsmuskulatur nach oben geschlagen werden kann. Mit Doppelsäge, einfacher Säge oder Hammer und Meißel werden die Wirbelbögen möglichst weit außen durchtrennt und die Dornfortsätze im Zusammenhang gelöst. Dann wird die Dura am caudalen Ende durchtrennt und das Rückenmark in dem Duralsack entnommen, wobei das Abtrennen der Spinalnerven möglichst weit distal von den Spinalganglien vorgenommen werden muß. Bei pathologischen Prozessen, die einen Zusammenhang zwischen Rückenmarksschädigung und Wirbelsäule vermuten lassen, wird das entsprechende Stück Wirbelsäule mitsamt dem Rückenmark entnommen. Bei gerichtlichen Sektionen muß u. U. der Duralsack von den Körperhöhlen her entnommen werden. Dazu wird eine Zwischenwirbelscheibe herauspräpariert und dann ein Wirbelkörper nach dem andern durch Meißelschläge von seinem Wirbelbogen abgesprengt.

Besteht ein Verdacht auf *Prozesse in der Oblongata oder im obersten Halsmark*, dann wird das Rückenmark zusammen mit dem Gehirn entnommen, indem man den Duralsack in voller Länge freilegt und nach Lösen der Verbindungen der Hirnhäute im Hinter-

---

[1] Verstorbene, bei denen wichtige Rückenmarksbefunde zu erwarten sind, sollten auch bei Anwendung unserer Methode zur Frischerhaltung des Zentralorgans stets auf den Bauch gelagert werden.

hauptsloch durch das Hinterhauptsloch hindurchzieht. Noch besser ist es bei den eben genannten Prozessen, sich durch *direkten* Einblick ein Bild von den Verhältnissen im Gebiet der Cisterna cerebello-medullaris und ponto-medullaris zu verschaffen oder Veränderungen am Knochen zu klären. Dazu wird der Weichteilschnitt zur Freilegung des Rückenmarks bis an die Sägelinie am Os occipitale verlängert und aus der Hinterhauptsschuppe ein hinreichend breites, dreieckiges Stück (Basis an der Sägelinie des Schädels, Spitze am hinteren Bogen des Atlas) herausgenommen. Man gewinnt einen guten Überblick über die Verhältnisse in der hinteren Schädelgrube und am obersten Rückenmark und kann Gehirn und Rückenmark wiederum gemeinsam entnehmen. Bei Verdacht auf Frakturen des Dens epistrophei ist dieses Vorgehen unerläßlich, ebenso bei der gerichtlichen Sektion fraglicher Erstickungsfälle.

Ist der Duralsack mitsamt dem Rückenmark entnommen, dann wird die Dura in der dorsalen Medianlinie aufgeschnitten, ohne das Rückenmark zu verletzen. Nach Orientierung über die einzelnen Abschnitte des Organs, nach Betrachtung der Weite des Duralsacks und der Rückenmarkshäute, insbesondere in der Umgebung der hinteren Wurzeln, wird das *Rückenmark* durch senkrecht zur Längsachse gelegte Schnitte mit scharfem Messer untersucht (nicht quetschen!). Am frischen und frischerhaltenen Organ lassen sich schon mit der Lupe viele Veränderungen erkennen. Strangdegenerationen (Tabes, FRIEDREICHsche Ataxie) und Herde (multiple Sklerose) können vielfach mit bloßem Auge wahrgenommen werden. An einem kadaverös erweichten Organ ist die Ausführung der Schnitte zwecklos, weil die Rückenmarkssubstanz über die Schnittfläche vorquillt.

Häufig ist die richtige *Segmentbestimmung* am herausgenommenen Rückenmark für die Klinik wichtig. Einen Anhaltspunkt gibt nach GAGEL die Tatsache, daß die letzte breite Hinterwurzel von oben dem Dorsalsegment 1 entspricht und die hintere Wurzel von L 1 meist ein größeres Gefäß enthält.

Vorgehen bei Verletzungen und Wirbelerkrankungen.

Ein besonderes Vorgehen erfordert die Obduktion der Wirbelsäule bzw. des Wirbelkanals mit seinem Inhalt bei Kriegs- und sonstigen Verletzungen und bei Wirbelerkrankungen.

Die übliche Entnahme des Rückenmarks nach Durchtrennen der Wirbelbögen zerstört in diesen Fällen wichtige Zusammenhänge. Der Wirbelbogen wird von der Dura getrennt. Das Aufschneiden der Dura von hinten her zerstört die auch hier oft vorhandenen meningealen Cystenbildungen und

30 Technik der Sektion des Zentralorgans und seiner Hüllen.

Verklebungen. Vor allem aber gewinnt man kein ausreichendes Bild über die Lageverschiebungen im Wirbelkanal selbst und die Verhältnisse am Knochen und Knorpel, über die das mediane Durchsägen der Wirbelkörper nach Herausnahme der Dura nur eine unzureichende Übersicht gibt.

Wir wenden seit langem folgendes Verfahren an:

Die Wirbelsäule wird *im ganzen* entnommen und — sofern die Injektion zur Frischerhaltung des Gehirns durchgeführt wurde — sofort, sonst nach wenigen Tagen Formalinfixierung (vorteilhaft

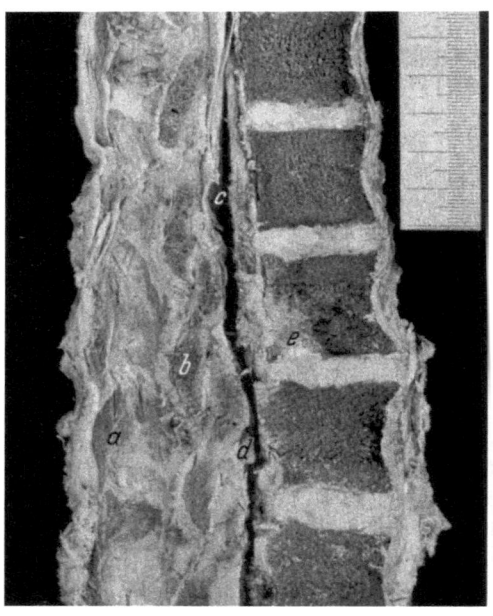

Abb. 16 a. Wirbelsäule nach parasagittalem Längsschnitt durch die Foramina intervertebralia. *a* Dornfortsatz, *b* Wirbelbogen, *c* eröffneter Duralsack, *d* Foramen intervertebrale mit Spinalganglion, *e* Übergreifen einer epiduralen Eiterung auf den Wirbelkörper.

mit Karlsbader Salz — Formalin) beiderseits *paramedian* durchsägt. Der Sägeschnitt durchtrennt erst rechts, dann links die Wirbel so, daß die Foramina intervertebralia an den lateralen Stücken und der Duralsack am Mittelteil bleiben. Der Schnitt wird also unmittelbar lateral des Duralsacks geführt, ohne diesen selbst zu eröffnen. Am Mittelstück hält dann die harte Hirnhaut Wirbelbögen und Wirbelkörper zusammen. Je nach der Verletzung wird dann die linke oder rechte Seite der Dura dorsolateral eröffnet (Abb. 16a) und die Dornfortsatzreihe ein wenig zur Gegenseite geklappt (Abb. 16b). So erhält man einen ausgezeichneten Überblick über den Subarachnoidalraum, über das Rückenmark, seine etwaigen Fixierungen, Verwachsungen u. dgl. (Abb. 16c).

Man sieht z. B. die gelegentlichen Ausrisse der hinteren Wurzeln, die narbigen Verziehungen selbst nach kleinen Einwirkungen, die oft aus-

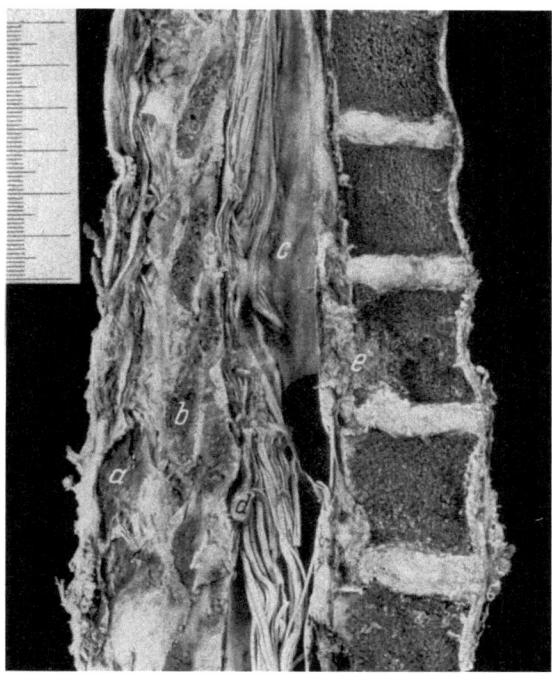

Abb. 16 b. Wirbelsäulenpräparat der Abb. 16 a nach Auftrennen des Duralsacks aufgeklappt. Bezeichnungen wie bei Abb. 16 a.

gedehnten Cystenbildungen im Zisternengebiet bzw. über den einzelnen Rückenmarksabschnitten. Auch einzelne Veränderungen bleiben dem Auge nicht verborgen. Besonders klar sind diese Bilder bei den Verletzungen der Wirbelsäule selbst, die — paramedian aufgesägt — einen vollständigen Überblick über Wirbelkörper und Bandapparat, sowie über die Zwischenwirbelscheiben gestattet.

Das Aufsägen wird, sofern keine Bandsäge zur Verfügung steht, freihändig oder besser in einem Schraubstock mit möglichst langen Backen vorgenommen.

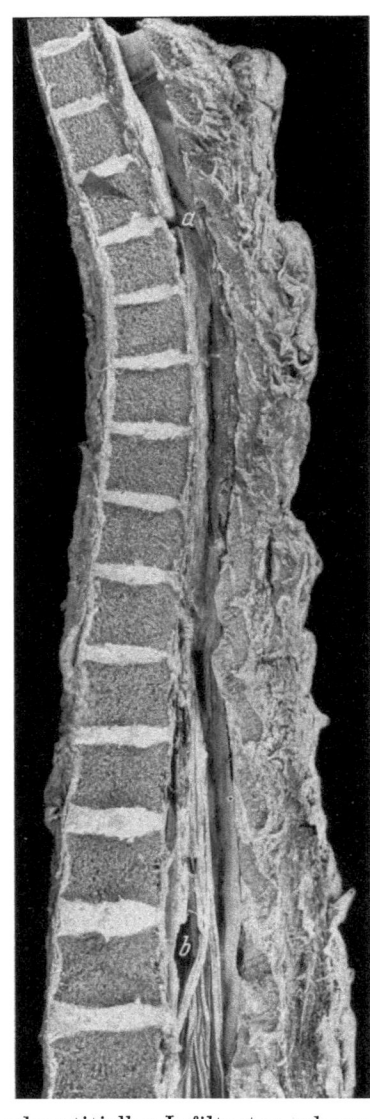

Abb. 16 c. Im ganzen entnommene Wirbelsäule. Wirbelkanal durch Parasagittalschnitt zugänglich gemacht, durch Aufschneiden der Dura eröffnet und von links aufgeklappt. *a* Indirektes Trauma mit Totalerweichung des Rückenmarksquerschnittes, *b* meningeale Cyste (mit schwarzem Papier unterlegt) an der Stelle von Fernherd-Blutungen.

III. Untersuchungen am frischen Gehirn.

a) Der Nachweis des Eisens.

Bestimmte Hirngebiete, wie der Globus pallidus, der retikuläre Teil der Substantia nigra, der Nucleus ruber und der Zahnkern im Kleinhirn, geben eine mit zunehmendem Alter sich verstärkende Eisenreaktion. Schon bei der Betrachtung mit bloßem Auge fällt die rötliche Färbung dieser Hirnpartie auf. Makroskopisch wird die Eisenreaktion nach SPATZ durch Einlegen des gesamten Schnittes in gelbes Schwefelammon ausgeführt.

Dieselbe Methode ist auch zum Nachweis des bei der progressiven Paralyse auftretenden Eisens (sowie des bei dem Blutzerfall entstehenden Hämosiderins) anwendbar.

Mittels sauberer Glasinstrumente werden die durch Schwefelammon geschwärzten Teilchen (bei der Paralyse das adventitielle Gewebe) auf einen Objektträger gebracht, mit einem Tropfen destillierten Wassers bedeckt, zerzupft und mit dem Deckglas eingedeckt. Das in den adventitiellen Infiltraten gelegene schwarze Schwefeleisen ist deutlich unter dem Mikroskop zu erkennen. Ebenso läßt sich das Zerfallseisen am Rande alter Blutungen nachweisen.

Orth war so vorgegangen, daß er am frischen Präparat die Berlinerblaureaktion anstellte. Das ebenfalls mit Glasnadeln entnommene Gewebsstück wird zerzupft, mit 3% Kal.-ferrocyanat-Lösung versetzt, das Deckglas aufgelegt. An die eine Schmalseite des Deckglases legt man angefeuchtetes Filtrierpapier, während auf der entgegengesetzten Seite einige Tropfen konzentrierter Salzsäure an den Rand des Deckglases gebracht werden. Bei Durchtritt der Salzsäure durch das Präparat wird das Eisen durch die Berlinerblaureaktion sichtbar gemacht. Bei Entnahme des Materials bedient man sich zweckmäßigerweise einer Lupe.

Bei der heute seltener gewordenen rezidivierenden luischen Meningitis kann es in der Pia und in den äußeren Rindenschichten auch zu perivasculären Eisenablagerungen kommen, ebenso wie bei subduralen Blutungen Blutfarbstoff in der Tangentialschicht der Hirnrinde und in der Ventrikelwand (äußere und innere Oberfläche des Gehirns) gespeichert werden kann. Bei älteren subduralen Blutungen findet sich in der Adventitia der äußeren Rindenschichten Blutpigment, das ebenso die Eisenreaktion gibt, jedoch nie an den tiefer in die Hirnsubstanz eintretenden Gefäßen.

b) Die Anwendung des Wasserstoffsuperoxyds. Frische anämische Nekrosen (d. h. die im Absterben begriffenen Gewebspartien), die noch unverändert im Gewebsverband liegen, treten beim Durchschneiden des Gehirns nicht deutlich hervor, während sie bei längerem Liegen infolge Einwirkung des Luftsauerstoffs einsinken und zerfallen. Um diese Spontanreaktion zu beschleunigen und deutlicher darzustellen, übergießen wir die Schnittfläche verdächtiger Partien mit Wasserstoffsuperoxyd und erleben dann den Zerfall frischer Nekrosen, während die Umgebung völlig unverändert bleibt.

c) Der Nachweis der Fettkörnchenzellen. Die Fettkörnchenzellen finden sich nach Zerfall der Hirnsubstanz sowohl in der Glia als auch — bei chronischen Prozessen und länger zurückliegenden Läsionen — um die Gefäße herum oder in den Randpartien der Zerfallshöhlen. Frischpräparate zu ihrem Nachweis werden in der Weise hergestellt, daß das entweder durch Abstrich gewonnene oder mit feinen Nadeln entnommene und auf fettfreiem, sauberem Objektträger zerzupfte Material mit verdünnter Essigsäure aufgehellt wird. Die Fetttröpfchen bzw. Fettkörnchenzellen treten durch ihre Lichtbrechung hervor. Um vor Täuschungen sicher zu sein, muß der Anfänger danach trachten, unbedingt luftblasenfrei zu arbeiten.

Durch Zutropfen einer alkoholischen Sudanlösung, wie sie gewöhnlich bei der Fettfärbung benutzt wird, färben sich die Fettkörnchenzellen leuchtend rot.

d) Die Schnelldiagnose am Sektionstisch. Ebenso wie bei der Schnelldiagnose während der Operation bewährt sich oft auch am Sektionstisch die Schnellfärbung am frischen Schnitt-, Ausstrich- oder Tupfpräparat mit einer Toluidinblau- oder Thionin-Weinsteinsäure-Lösung, wie sie FEYRTER zu seiner Einschlußfärbung verwendet.

Die Feyrter-Lösung wird folgendermaßen hergestellt:

> Thionin 1,0
> Weinsteinsäure . . 0,5
> Aqua dest. . . . 100,0

Zum Gebrauch wird diese Lösung 1:100 verdünnt.

Hanfkorn- bis erbsengroße Gewebspartikel werden vorsichtig zwischen zwei Objektträgern zerquetscht. Zur Gewinnung dünner Gewebsschichten wird unter Umständen von einem der Objektträger noch ein Abklatsch abgenommen. Nach kurzer (1 Min.) Fixierung mit absolutem Alkohol wird der Alkohol mit Aqua dest. abgespült. Die Präparate werden mit der verdünnten Lösung betropft, mit einem Deckglas versehen und nach Absaugen überschüssiger Farbe mit Filtrierpapier sofort betrachtet [KLEIN und KRUTINA: Zbl. Path. 79, 353 (1942)].

Die Färbung verläuft progredient, und zwar färben sich zuerst Faserstrukturen, von den zelligen Elementen zuerst die unreifen. Bei Zerfallsprozessen empfiehlt sich oft eine Fettfärbung mit Sudan III unter Verzicht auf die Alkoholfixierung.

IV. Befunderhebung.

Der Befundbericht soll dem Obduzenten selbst den Gang der Sektion jederzeit wieder vergegenwärtigen und dem Leser eine möglichst plastische Vorstellung ermöglichen. Deshalb hat der Befundbericht dem Vorgehen der Sektion zu folgen und alle *Beobachtungen*, die während der Sektion gemacht wurden, zu enthalten. Erst die Diagnose gibt — wie bei der Körpersektion — die *Auffassung* des Obduzenten bezüglich Haupt- und Nebenveränderungen wieder.

Die nachstehenden Beispiele wurden anläßlich von Organvorweisungen niedergelegt. Ich bitte die jungen Kommilitonen, selbst eine markant erscheinende Wendung nicht etwa als für den Sektionsbericht unentbehrlich in den Wortschatz aufzunehmen und sie in Sektionsberichten ständig wiederkehren zu lassen.

Die Beispiele mögen manchem etwas breit erscheinen. Die hier gewählte Form hat sich aber in zahlreichen Kursen als sehr geeignet erwiesen, dem wenig Geübten klare Richtlinien für das Beobachten und Protokollieren zu geben.

Beispiel I.

Diagnose. *Sklerose der Basisgefäße und der Arterien der Konvexität. Besonders starke Lipoidsklerose der rechten Art. cerebr. media.*

Frische anämische Nekrosen im Gebiet der rechten 2. und 3. Linsenkernarterie mit völliger Erweichung des von ihnen versorgten Gebietes. Altersatrophie der Stirnwindungen. Altersfibrose der Pia. Seitengleicher Hydrocephalus internus. Daumenkuppengroßes parasagittales Meningom rechts, Enostosis frontalis mit erheblicher Verdickung des Schädeldaches.

Die Kopfhaut ist dicht behaart, beim Durchschneiden von gewöhnlicher Elastizität, leicht vom knöchernen Schädel ablösbar. Dieser sägt sich, besonders in den frontalen Teilen, sehr schwer und läßt sich nur mit Mühe von der Dura abziehen, wobei an den frontalen Partien Teile der Dura hängenbleiben. An diesen Stellen ist die innere Oberfläche des Stirnbeins beetartig erhaben und fest mit der Dura verwachsen. An den parietalen und occipitalen Abschnitten der Dura ist dieselbe glatt und glänzend. Die in der Dura verlaufenden Arterien sind verdickt, zum Teil geschlängelt und haben starke Einpressungen im Schädeldach hinterlassen.

Auf der Sägelinie ist die Kalotte in den frontalen Abschnitten bis zu 1 cm dick, die Spongiosa kaum zu erkennen, die unregelmäßige knöcherne, fast elfenbeinharte Verdickung geht von der Tabula interna aus.

In dem Schläfenteil ist der Schädel dünn, in den parietalen und occipitalen Abschnitten unauffällig. Die Spongiosa ist mit roten Markräumen gut von der Tabula int. und ext. abgesetzt. Gegen das Licht gehalten sind die Abdrücke der Pacchionischen Granulationen tief und das Schädeldach hier durchscheinend.

Die Dura selbst ist mäßig gespannt. Der Längsblutleiter enthält ein feines, dehnbares rotes Blutgerinnsel.

Beim parasagittalen Anschneiden entleert sich reichlich eine fast klare helle Flüssigkeit. Die Verlängerung des Schnittes bis zur Sägelinie macht auf der rechten Seite Schwierigkeiten, da an der ersten Frontalwindung eine harte Substanz umschnitten werden muß. Der senkrecht zum parasagittalen gelegte Schnitt läßt die 4 Zipfel der Dura von der Innenseite betrachten; sie ist glatt und glänzend mit Ausnahme der frontalen Dura, die sich nicht ohne Defekt vom Knochen lösen ließ und in der Umgebung des Defektes verdickt und innen von stumpfgrauer Farbe ist. Die weichen Hirnhäute sind über der sichtbar gemachten Oberfläche dick und grau, die darunter liegenden Hirnwindungen eher schmäler, mit Ausnahme der verbreiterten Windungen im Gebiet des rechten Stirnhirns.

Nach Durchschneiden des Falxansatzes an der Crista galli wird die Falx abgezogen, wobei ihre starke Durchlöcherung auffällt.

An der Innenfläche der Dura sitzt rechts auf der Höhe der Mantelkante des Gehirns in einer Eindellung zwischen 1. Frontal- und Präzentralwindung ein etwa daumenkuppengroßes, von einer glatten, glänzenden Membran überzogenes, kugeliges Gewächs, das in die Wand des großen Längsblutleiters vordringt und sie ein wenig nach innen vorwölbt. Das Gewächs verbleibt an der Dura. Beim Einschneiden ist es faserig derb, auf der Schnittfläche ist der wirbelige Faserverlauf mit bloßem Auge erkennbar, dazwischen liegen kleine leicht opake, sandkornähnliche Gebilde, die sich rauh anfühlen.

Die übrige Oberfläche der Konvexität zeigt keine Auffälligkeiten in der Gyration außer einer Verschmälerung der Windungen im Frontalteil des Stirnhirns. Die weichen Hirnhäute sind besonders in den frontalen Abschnitten trübe und überspannen die auffällig tiefen Sulci. Der Medianspalt des Gehirns zeigt keine Besonderheiten.

Bei Herausnahme des Gehirns aus der Schädelbasis ist sowohl der Olfactorius wie der Opticus auffällig platt. Die Sella ist gleichmäßig erweitert und abgeflacht. Die Carotiden klaffen beim Durchschneiden weit. Die Hirnnervenabgänge sind ohne Besonderheit. Die Arteria basalis ist stark verdickt und zeigt fleckförmige gelblichweiße Einlagerungen. Eine Inspektion des Zisternengebietes ergibt nichts Auffälliges. An der Basis des rechten Schläfenlappens sind die Windungen verquollen und verstrichen. Der rechte Gyrus hippocampi ist stark in das Zisternengebiet gedrängt. An dieser Stelle fühlt sich die Hirnsubstanz sehr weich an, ebenso im Gebiet des Gyrus fusiformis. Die r. Arteria fossae Sylvii enthält reichlich gelblich-weiße Einlagerungen, ist starr und hart, das Lumen verengt.

Auf den Frontalschnitten durch das Großhirn trifft man schon beim Schnitt vor den Temporalpolen auf eine starke Erweiterung der Ventrikel, die auch auf dem Schnitt vor dem Chiasma deutlich ist. Auf dieser Höhe beginnt rechts eine Schwellung der 3. Frontalwindung, der Inselrinde, der 1. Schläfenwindung und des Hirnstamms, während die basalen Schläfenwindungen und die 1. und 2. Frontalwindung mitsamt ihrem Marklager gut erhalten sind.

Auf dem Frontalschnitt auf der Höhe des Recessus opticus des 3. Ventrikels sinkt rechts das Gebiet der inneren Kapsel am Übergang zum Großhirnmarklager tief ein und ist im Gegensatz zu dem übrigen, auf der Schnittfläche glatt glänzenden Marklager von einer weichen feinbröckeligen Beschaffenheit und von prall gefüllten Gefäßen durchsetzt. Am Übergang der inneren Kapsel zum

Pallidum findet sich die stärkste Erweichung mit zahlreichen Blutaustritten. Von der Struktur des Striatums ist nichts mehr zu erkennen. Das Gebiet zwischen Putamen und Inselrinde sowie der Übergang des Marklagers zur inneren Kapsel ist homogen verschwollen, die Rinde gegenüber dem Mark nicht abgrenzbar und von prall gefüllten deutlich hervortretenden Gefäßen sowie einzelnen nicht abstreifbaren Blutpunkten durchsetzt. Auf dem Schnitt vor den Corpora mamillaria ist in dem Gebiet der inneren Kapsel, des Pallidum, der Inselrinde und der 1. Schläfenwindung die Hirnsubstanz völlig erweicht, so daß sie auseinanderbricht. Diese Erweichung setzt sich bis auf die Höhe des Gyrus circumflexus fort. Im Abstrichpräparat erkennt man Myelinfiguren neben einzelnen älteren Fettkörnchenzellen.

Auf der Höhe des Spleniumdurchschnittes findet sich im Gebiet des linken Gyrus occipitalis II eine markstückgroße gelblich verfärbte Partie mit schmutziger Schwellung der Umgebung. Der Unterschied zwischen Hirnrinde und Marksubstanz ist verwischt.

Der Frontalschnitt durch Pons und Vierhügelgegend zeigt keine Veränderung in den Konturen der Brücke. Beide Kleinhirntonsillen zeigen den deutlichen Abdruck der Verlagerung in das Zisternengebiet im Bereich des Hinterhauptloches, die rechte wesentlich stärker als die linke. Bei Schnitten durch das Kleinhirn ist das Mark des Nucleus dentatus etwas rötlich verfärbt.

Beispiel II.

Diagnose. *Alte Otitis media links; kirschgroßer Schläfenlappenabsceß mit Durchbruch in das linksseitige Basalzisternengebiet. Alte fibröse Meningitis basalis. Frische eitrige Meningitis im Zisternengebiet und über der Konvexität. Eitrige Entzündung der Plexusplatte und des Ependyms. Kleine alte Erweichungscyste in der linken inneren Kapsel.*

Nach Abhebung des Daches des Schädels, der sich mühelos sägen läßt und mitteldick ist, ist die prall gespannte harte Hirnhaut gut zu übersehen. An ihr fallen lediglich die etwas stärker ausgebildeten Granulationen längs des Sinus longitudinalis superior auf. Dieser ist bis auf einzelne kleine geronnene, aber nicht adhärente Blutpröpfe nicht auffällig. Nach Eröffnung der harten Hirnhaut liegt der Hirnmantel frei und läßt die stark verstrichenen Windungen erkennen, die von einem feinen grüngelben Belag in der Pia überzogen sind, der sich um den Gefäßverlauf herum etwas verdickt.

Dasselbe Bild zeigt sich bei der Herausnahme des Gehirns auch an der Unterfläche, wobei der grüngelbe Belag sich von den großen Zisternen an der Hirnbasis, allmählich abnehmend, in das Gebiet der Sylvischen Furche fortsetzt. Zwischen diesem Belag sind besonders hier grauweiße, mehr flächenhafte Verdickungen auffällig, die alle Zisternen der Basis umhüllen und teilweise verdecken. So überspannt eine sehr derbe Haut die Cisterna cerebellomedullaris und pontomedullaris. Die Abgänge der Hirnnerven sind kaum zu erkennen und ebenfalls von grüngelbem Eiter umhüllt.

Auf der ersten Hirnschnittfläche geht der die Hirnoberfläche überziehende gelbgrüne Belag tief in alle Furchen hinein. Die Hirnrinde ist verbreitert, von graurotschmieriger Farbe, jedoch gut abgesetzt. Das Marklager ist feucht, die Blutpunkte bleiben stehen und sind kaum wegwischbar. Die eröffneten Seitenventrikel sind verengt. Die Zeichnung des Hirnstammes ist gut erhalten, die Verhältnisse an der rechten und linken Seite sind gleich.

Auf dem weiteren, unmittelbar vor der Sehnervenkreuzung gelegenen Schnitt liegt im linken Stammhirn (im mittleren Feld der inneren Kapsel) ein pfenniggroßer Herd, der leicht eingesunken ist und scharf abgesetzt gegenüber dem übrigen Stammhirn grau erscheint. Man erkennt mit der Lupe in dem Herd ein feines bälkchenartiges Netzwerk.

Auf einem dritten Schnitt — durch das Infundibulum gehend — ist dieser Herd im Stammhirn nicht mehr zu sehen. Es wird jedoch im Marklager des linken Schläfenlappens ein kreisrunder, schmierig-weicher, von Blutungen durchsetzter Herd sichtbar.

Auf den Durchschnitten ist das Marklager des linken Schläfenlappens voluminöser als das des rechten. In ihm liegt ein zentral erweichter, nahezu kreisrunder Herd. Dieser zeigt auf dem nächsten Schnitt eine gelbgrüne Einschmelzung, die sich bis an die Hirnoberfläche im Gebiet des Gyrus fusiformis hinzieht. Hier zeigt die Pia derbe, graue, mehr oder minder flächenhafte Verdickungen, die von gelblichem Eiter durchsetzt sind. Die Dicke des eitrigen Belages beträgt bis über 1 mm und greift auf die kaum abgrenzbare Hirnrinde über. In weiterem Umkreis sind die Gefäße prall gefüllt. Auf den Frontalschnitten auf der Höhe des Spleniums endet der Herd, dessen größter Durchmesser 2,4 cm ist, wie er begonnen hat. Das Marklager des Schläfenlappens und des basalen Occipitalmarkes ist auf dieser Höhe von klebriger Beschaffenheit. Auf dem Schnitt durch die Brücke, das Kleinhirn und die Oblongata ist die Randzone verquollen, sonst die Zeichnung ohne auffällige Veränderungen. In den verdickten Hirnhäuten findet sich derselbe grüngelbe Eiter, der die Hirnnerven eine Strecke weit umscheidet.

Die Cisterna ambiens ist in ihrem dorsalen Scheitelpunkt von den gelbgrünlichen Massen durchsetzt, die sich auf die Tela chorioidea und auf die Plexusplatte fortsetzen. Besonders in beiden Hinterhörnern ist der Plexus von Eiter durchsetzt, ebenso wie sich im Ependym des linken Hinterhorns, das durch besonderen Blutreichtum auffällt, kleine abstreifbare Eiterbrocken finden. In diesem Gebiet ist das Ependym grauschmierig verfärbt.

Die Gefäße der Hirnbasis sind zart und überall gut durchgängig.

An der Schädelbasis sind sowohl an der Dura wie am Knochen keine weiteren Veränderungen festzustellen. Nur im Gebiet der linken Felsenbeinpyramide ist die Dura unterhalb der Eminentia arcuata verdickt und braun gefärbt.

Bei dem Eröffnen des Mittelohres sieht man in diesem ziemlich viel trockene, krümelige, eitrige Massen. Die großen Blutleiter in der hinteren Schädelgrube sind leer.

Die übrigen Nebenhöhlen sind frei.

Beispiel III.

Diagnose. *Capillarreiches Gliom des Aquädukts mit Verlegung desselben, maximaler Verschlußhydrocephalus des 3. und der Seitenventrikel. Starker Hirndruck. Massenverschiebung im Bereich der basalen Zisterne und dem caudalen Zisternengebiet. Verstärkte Impressiones digitatae an der Schädelbasis, besonders in der mittleren Schädelgrube.*

Der Schädel sägt sich leicht, ist an dem Schläfenteil auffällig papierdünn. Nach Abheben des Schädeldaches ist die Dura prall gespannt. Die Venen schimmern dunkelviolett durch. Im Längsblutleiter kleine Thromben, aus den einmündenden Venen hervorragend. Nach Eröffnung der Dura entleert sich keine Flüssigkeit.

Das Gehirn liegt der Dura prall an. Die Hirnwindungen sind an beiden Seiten gleich abgeplattet, die Sulci zu schmalen Spalten zusammengedrängt, in denen die stark gefüllten Venen liegen. Nach Abtrennung der Falx im Medianspalt des Gehirns keine Veränderungen. Die Konsistenz des Gehirns ist fest. Nach Anheben des Stirnhirns erscheint der stark abgeplattete Olfactorius. Das caudale Ende des Gyrus rectus ragt hinter dem Keilbeinflügel pilzartig in das Gebiet der Cisterna chiasmatis, dieselbe ausfüllend, hinein. Der Opticus ist platt, das Infundibulum als ein grauer

Trichter stark ausgeweitet, reicht bis tief in die Sella hinein, das Dorsum sellae rückwärts drängend, den Hirnanhang abplattend. Die weichen Hirnhäute sind im basalen Zisternengebiet derb, grau, trübe und zeigen eingelagerte derbe graue Bindegewebszüge. Der Blick in das Zisternengebiet ist durch die Verdrängung der medianen Schläfenlappenteile gestört. Nach Durchtrennung des Tentoriumansatzes ist die stark vergrößerte Brücke zu sehen, deren Fossa interpeduncularis verstrichen ist. Die Volumenvermehrung der Brücke und der Oblongata erschwert das Abtrennen der caudalen Hirnnerven. Die Eintrittsstelle des Acusticus in das Felsenbein ist trichterförmig erweitert. Kleinhirn und Brücke füllen die hintere Schädelgrube ganz aus. Auf der Höhe des Hinterhauptloches ist das caudale Zisternengebiet von der abgeplatteten Oblongata und den stark ausgezogenen Kleinhirntonsillen ausgefüllt.

Nach Entnahme des Gehirns läßt die Schädelbasis in der vorderen Schädelgrube eine Verbreiterung der Olfactoriusrinne, insbesondere eine flachtrichterförmige Ausweitung der Siebbeingegend erkennen. Die Sella ist weit. Die Processus clinoidei sind gleichmäßig abgeflacht, die Impressiones digitatae sind tief ausgeprägt.

Im medianen Anteil der mittleren Schädelgrube ist die Dura hernienartig in den Knochen, diesen usurierend, vorgewölbt (angedeutete Hernienbildung). Die Spitze der Felsenbeinpyramide ist abgeplattet, ebenso die Gegend der Eminentia arcuata. Die Sinus der hinteren Schädelgrube sind frei. Die Anordnung der Windungen entspricht dem gewöhnlichen Bild.

An der Hirnbasis wird das Gebiet der Zisternen präpariert und die Art. cer. med. bis in die Fossa Sylvii freigelegt. Beide Art. carotes int. stark erweitert, sonst sind die Gefäße an der Hirnbasis zart. In seinem hinteren Abschnitt zeigt der Gyrus hippocampi beiderseits gleichmäßig eine Verdrängung in das Zisternengebiet und füllt dasselbe gleichmäßig aus.

Nach Abtrennen des Hirnstammes durch den Schnitt durch Brücke und hintere Vierhügel ist der Aquädukt auf Bleistiftdicke erweitert.

Caudalwärts ist er nicht durchgängig.

Zu der Abtrennungsfläche parallel gelegte Schnitte treffen im Gebiet des Velum medullare anterius auf ein derb graurotes Gewebe mit starkem Gefäßreichtum. Dieses zeigt eine enge Verbindung mit dem Ependym des 4. Ventrikels, den es stark auftreibt und völlig ausfüllt. Es ragt oralwärts in den Aquädukt, der hier gewissermaßen blind endet. Durchschnitte auf der Höhe des Nucleus dentatus zeigen das im ganzen pflaumengroße Gewächs in einem Durchmesser von fast 3 cm. Die anliegenden Kleinhirn- und Oblongatapartien sind auseinandergezogen und flachgedrückt. Dementsprechend ist der Querschnitt dieses Organes verzogen. Das Gewächs endet mit einem Zapfen, der in die Cisterna cerebellomedullaris hineinreicht.

Bei Frontalschnitten durch das Gehirn sind die Seitenventrikel stark erweitert. Sie reichen fast bis an den Frontalpol. Der Balken ist dünn und ausgezogen, der Nucleus caudatus abgeplattet, das Septum pellucidum ist dünn und durchlöchert. Die Foramina Monroi sind doppelbleistiftdick. Die Wand des Infundibulums und des basalen dritten Ventrikels ist erweitert und hauchdünn.

Die Hirnsubstanz ist fest, feucht, eher etwas glänzend. Abgesehen von den durch den Hirndruck bedingten Erscheinungen, wie Abflachung der Windungen und der Stammganglien, ist Struktur und Farbe der Hirnsubstanz ohne Auffälligkeiten.

V. Frischerhaltung und Fixierung.

Die leichte Verderblichkeit des Gehirns zumal bei infektiösen Prozessen und die Notwendigkeit, bei den Obduktionen meist 24 Stunden zuzuwarten, hatte uns nach einer Methode suchen lassen, das Gehirn so frisch zu erhalten, wie es im Augenblick des Todes bzw. im Augenblick der Einlieferung ist. Nach langen Versuchen hat sich für eine derartige Frischerhaltung folgende Methode als die brauchbarste erwiesen:

15 cm^3 einer 20%igen Formalinlösung werden durch Nase und Siebbeinzellen in den vordersten Teil der Cisterna chiasmatis injiziert. Wir benutzen dazu einen Trokar mit Bajonett- oder seitlichem Schlauchanschluß für die Spritze. Der Trokar wird am rücklings herabhängenden Kopf in die Nase eingeführt, bis er am hinteren Teil der Siebbeinplatte auf knöchernen Widerstand stößt, dann möglichst median[1] durchgedrückt (Trokargriff dazu nach außen neigen!) und etwa $^3/_4$ cm vorgeschoben. Nach Entfernung des Dornes wird die Spritze angesetzt und die Flüssigkeit langsam und ohne jeden Druck injiziert. Nach 20 Minuten wird die normale Lagerung der Leiche mit flachliegendem oder erhöhtem Kopf wieder hergestellt.

Um Quellung des Gehirns durch das Formalin zu verhindern, benutzen wir eine mit 7% Karlsbader Salz versetzte Lösung. Diese Lösung ist etwa isotonisch und diffundiert sehr leicht. Sie entspricht in ihrer Konzentration überdies fast der für farbige Präparate angegebenen Fixationslösungen von KAISERLING und

---

[1] Bei parasagittalem Einstoßen besteht die Gefahr, daß die Trokarspitze in den Gyrus rectus statt in die Cisterna chiasmatis vordringt und dann bei der Injektion Rinden- und Markteilchen heraus- und in die basalen Zisternenräume fortgespült werden.

Jores, und wir erhalten mit ihr in der Tat gute, farbengerechte Objekte für die Sammlung. Sie fixiert nicht, sondern konserviert das Gehirn nur, so daß dieses selbst bei längerem Zuwarten die Konsistenzen eines kurz nach dem Tode entnommenen Gehirns behält. Sie verhindert insbesondere die Maceration durch den Liquor bei höheren Temperaturen. Durch verschiedene Versuche wurde festgestellt, daß bei dieser Konzentration die Lösung überallhin eindringt, auch in den Innenraum des Gehirns.

Bei Kontrollen mit gefärbter Konservierungsflüssigkeit ist die Farbkonzentration lediglich an der Basis des Schläfenlappens ein wenig intensiver als im Ventrikelsystem.

Selbst wenn es nicht möglich ist, alsbald post mortem in den Schädelbinnenraum zu injizieren, wirkt das Verfahren noch günstig, wenn es sofort bei Beginn der Sektionsvorbereitungen angewandt wird. Die Injektion durch die Fissura orbitalis oder nach Nacken- oder Lendenstich hat dem Personal mehr Schwierigkeiten gemacht als die technisch einfache Injektion durch die Nase. Bei Kindern injizieren wir nur 5—7 cm^3 durch die Fontanelle.

Diese Frischerhaltung läßt sich auch *bei gerichtlichen Sektionen* anwenden. Nach den einschlägigen Bestimmungen darf nach der Beschlagnahme der Leiche keine weitere Veränderung an ihr vorgenommen werden. Diese Bestimmung schließt aber die Konservierung der Leiche oder ihrer Organe nicht aus. Da eine gerichtliche Sektion nur ausnahmsweise früher als 48 Stunden nach dem Tode durchgeführt wird, ist ohne Konservierung bei unklaren Todesfällen eine Diagnose am Gehirn nicht mehr mit Sicherheit zu stellen. Die Konservierung beugt Fäulnisveränderungen und damit Schwierigkeiten bei der Aufklärung des Todesfalles vor und ist darum zulässig oder sogar Sorgfaltpflicht. Es könnte eingewendet werden, daß gerade bei gerichtlichen Sektionen der Geruch des Gehirns von großer diagnostischer Bedeutung ist. Hierzu ist festzustellen, daß dies höchstens bei der Blausäurevergiftung der Fall ist. Der charakteristische Geruch ist aber so selten, daß er eher eine Ausnahme als eine Regel bedeutet, und außerdem belanglos, da der Nachweis sowieso chemisch geführt werden muß. Erfahrungsgemäß ergeben sich aus dem geringen Gehalt an Formaldehyd keine Schwierigkeiten bei der chemischen Aufarbeitung des Gehirns in toxikologisch wichtigen Fällen. Durch die Konservierung wird andererseits unter Umständen viel Arbeit überflüssig gemacht, die sonst notwendig ist, wenn jede — postmortal durch Fäulnis überlagerte — Hirnschwellung chemisch untersucht werden muß. Bei Exhumierungen nach längerer Zeit ist der Schädelinhalt unmittelbar nach der Enterdung zu fixieren, in diesem Fall am besten durch Dekapitieren und vorsichtiges Einträufeln von Formalinlösung in den offenen Duralsack mittels eines Ureterenkatheters, um Spüleffekte — etwa bei der Beurteilung traumatischer Einwirkungen — zu vermeiden[1].

---

[1] Für die in diesem Absatz niedergelegten Erwägungen gerichtsmedizinischer Art bin ich Herrn Oberarzt Doz. Dr. Klein, Heidelberg, zu Dank verpflichtet.

Das nach Frischerhaltung durch unsere Frontalschnitte obduzierte Gehirn wird zu *weiterer Fixierung* folgendermaßen eingelegt: Auf den flachen Boden eines sog. Gehirnglases kommt eine Lage Fließpapier, die mit Formalin bedeckt wird. Alsdann legt man die durch den Schnitt der Abb. 11c getrennten Scheiben mit der dieser Schnittfläche entsprechenden Seite auf den Boden des Gefäßes und legt auf diese anschließend die frontalen bzw. occipitalen Scheiben aufeinander, so daß das Gehirn (gewissermaßen in einer Frontalebene geteilt) als frontale und occipitale Hälfte aufbewahrt wird. So schützt man die einzelnen Schnittflächen vor etwaiger Verwerfung. Will man nur einzelne Scheiben konservieren, bedeckt man sie mit Fließpapier und beschwert sie mit einer Glasscheibe.

Die *Fixation in situ* kann im Anschluß an die vorstehend beschriebene Frischerhaltung durch Nachinjizieren stärkerer Formalingemische erzielt werden. Ohne die Vorkonservierung mit isotonischer Lösung würde das Gehirn nur an der Außenfläche derb fixiert werden, um innen zu faulen.

Andere Autoren benutzen zur *Fixierung* in situ den Weg *über die Gefäße*. Nach oder ohne Durchspülung des Gefäßsystems mit einer physiologischen (z. B. RINGERschen) Lösung wird Formalin oder eine andere Fixationsflüssigkeit in die Carotis interna injiziert. Die Methode hat den Nachteil, daß der Blutgehalt der Gefäße nicht mehr beurteilt werden kann und häufig Kunstprodukte entstehen.

Soll das herausgenommene Gehirn *unseziert fixiert* werden, dann empfiehlt es sich, an Stelle des Aufhängens an der A. basilaris oder dgl., das Organ so mit der Konvexität nach unten auf einen Kranz von Zellstoff zu legen, daß das Gehirn nirgends den Glasboden berührt. Bleibt das Kleinhirn unseziert am Großhirn, ist doppelt gefaltetes Fließpapier zwischen Occipitalbasis und Kleinhirn zu legen, damit die Fixierungsflüssigkeit überall Zutritt hat. Empfehlenswert ist ferner, die Ventrikelvorderhörner durch einen seichten Frontalschnitt in einer der später beabsichtigten Schnittebenen (Schnitt *a* der Abb. 7b) zu eröffnen, um auch hier der Fixierungsflüssigkeit Zutritt zu gewähren. Das zur Fixierung benutzte Formalin ist möglichst häufig zu wechseln. Soll das Gehirn zum Versand kommen, muß es eine gewisse Festigkeit erreicht haben.

Sektion des fixierten Gehirns.

Ist das Gehirn als Ganzes fixiert, dann läßt sich ohne Gewalt und ohne Gefahr der Zerstörung wichtiger Zusammenhänge die Angleichung der Hirnstamm- an die Großhirnachse nicht mehr

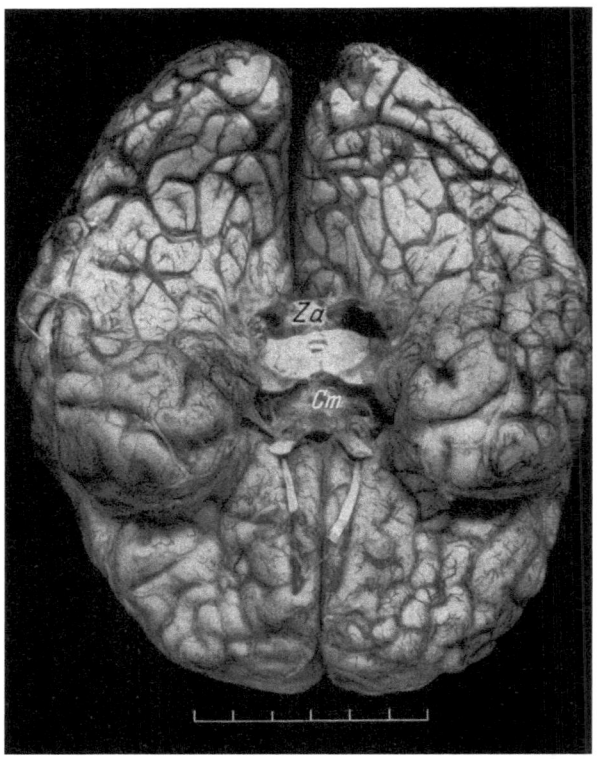

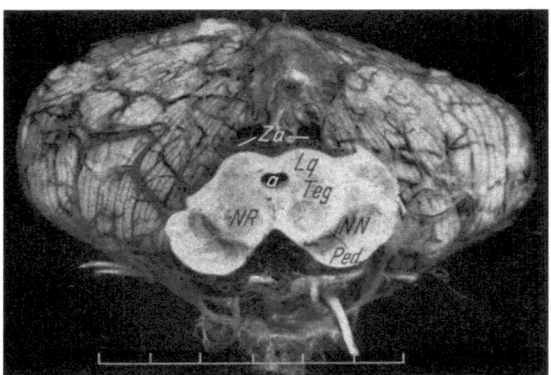

Abb. 17a und b. Mittelhirnschnitt nach SPATZ am fixierten Gehirn. Das abgetrennte caudale Präparat umfaßt Mittelhirn bis Oblongata und wird durch Schnitte senkrecht zur MEYNERTschen Achse zerlegt. *a* Aquädukt, *Cm* Corpora mamillaria, *Lq* Lamina quadrigemina, *NN* Nucleus niger, *NR* Nucleus ruber, *Ped* Fußfaserung, *Teg* Brückenhaube, *Za* Cisterna ambiens. Bilder einäugig betrachten!

durchführen. Frontalschnitte, die dann das Mittelhirn- und Brückengebiet träfen, führen zu unbrauchbaren Halblängsschnitten. Deshalb ist für das fixierte Gehirn das Vorgehen nach SPATZ die Methode der Wahl (Abb. 17a und b).

Man führt an dem auf der Konvexität liegenden Gehirn das Messer hinter den Corpora mamillaria durch das Mittelhirn in der Richtung auf die vorderen Vierhügel hindurch und durchtrennt so das Mittelhirn in seinem oralen Abschnitt. SPATZ benutzt für diesen Schnitt ein schmales, zweischneidiges Messer, das er in der Medianlinie des Mittelhirns in der angegebenen Richtung durchstößt, um dann nach beiden Seiten zu schneiden. Auf diese Weise gelingt auch dem Ungeübten die glatte Schnittfläche.

Der Schnitt geht direkt durch den Treffpunkt der Großhirn- und der MEYNERTschen Achse. Dadurch wird zwar eine Schnittfläche durch das Mittelhirn gelegt, die von den später anzulegenden Frontalschnitten durch das Großhirn getroffen wird, aber dies schadet am fixierten Gehirn nichts mehr, da der Mittelhirnschnitt sich nicht mehr verwerfen kann.

Es wäre abwegig, einen Gegensatz zwischen dem Vorgehen von SPATZ und unserer Methode anzunehmen, da SPATZ für seine Forschungsarbeit ausdrücklich das *fixierte* Organ fordern muß, während unser Vorgehen am *un*fixierten (bzw. frischerhaltenen) Organ für den täglichen Betrieb des Sektionssaales und für den Unterricht gedacht ist.

Die Zweckmäßigkeit einer Methode ist jeweils von dem Zustand des Objekts und von der Fragestellung abhängig. Das Vorgehen von SPATZ gilt der sorgfältigen mikroskopischen Durchforschung des fixierten Organs. *Wir* wollen dem Kliniker und dem Studenten ein möglichst vollständiges und naturgetreues Bild vom pathologischen Geschehen im Schädelinneren vermitteln und gleichzeitig die Möglichkeit zur histologischen Verarbeitung erhalten. SPATZ verlangt folgerichtig für seine Methode eine mindestens 10tägige Fixierung des Gehirns. Man kann aber im täglichen Sektionsbetrieb nicht jedes Gehirn 10 Tage härten.

VI. Schlußbemerkungen.

Es entspricht nicht dem ärztlichen und naturwissenschaftlichen Handeln, sich auf die Untersuchung *eines* Organs zu beschränken. Ebenso entspricht es nicht dem Wesen der Obduktion, nur das Gehirn herauszunehmen und auf die Körpersektion zu verzichten. Bei Gutachten und besonderen Fragestellungen rächt sich diese Unterlassung fast jedesmal.

Die Entscheidung, ob zuerst Gehirn oder Körperorgane obduziert werden sollen, richtet sich nach Frage und Zielsetzung der Obduktion und nach etwa vermuteten Krankheitserscheinungen. Jedenfalls gibt die Vorwegnahme der Körpersektion ein falsches

Schlußbemerkungen.

Bild vom Blutgehalt des Schädelinnern, während die Vorwegnahme der Hirnsektion zu einem Ausbluten der Venen führen kann. Bestehen Zweifel über die Art des Vorgehens, so bleibt als einfachste Lösung die Unterbindung der großen Halsgefäße vom Halsschnitt aus, um die Verhältnisse sicherzustellen. Dieses Vorgehen entspricht der grundsätzlichen Richtlinie bei der Sektion, keine Zusammenhänge zu trennen, ehe sie geklärt sind.

Die isolierte Berücksichtigung des Gehirns ist in keiner Weise berechtigt. Die Auswirkungen des Zentralorgans auf Körperfunktionen und Lebensvorgänge sind ebenso zahlreich wie die Rückwirkung körperlicher Erkrankungen auf das Zentralorgan.

Bei den Erkrankungen des Gefäßsystems ist die Lokalisation der Veränderungen zu beachten. Bei der Hypertonie kann das Gehirn sowohl Ausgangs- wie Erfolgsorgan sein. Traumen, die das Zwischenhirn getroffen haben, können ebenso wie andere Zwischenhirnaffektionen eine Hypertonie auslösen. Typisch infundibulär-hypophysäre Erkrankungen werden wohl von vornherein die Aufmerksamkeit auf die entsprechende Hirnregion lenken.

Symptomatische Erkrankungen des Gehirns finden sich bei den verschiedensten Stoffwechselstörungen.

Kleinste Bronchialcarcinome setzen ihre ersten und oft einzigen Metastasen im Zentralorgan. Dasselbe kann bei den Hypernephromen und bei den Mammacarcinomen der Fall sein.

Der Ausgangspunkt nicht diagnostizierter Hirnabscesse braucht nicht immer in den Nebenhöhlen zu sitzen. Andererseits kann ein verkreideter meningealer Tuberkel auch einmal der Ausgangspunkt einer neuen tuberkulösen Aussaat sein.

Eine Hirnschwellung, die zur Atemlähmung als Todesursache führt, kann der Schlußakt einer schweren anderen Erkrankung, z. B. einer Urämie sein.

Kopfschmerzen, deren Bestehen über lange Zeiten des Lebens bekannt ist, können ihre Ursache in einer chronischen, oft schubweise verlaufenden Meningitis oder allergischen Erkrankung unter Mitbeteiligung des cerebralen Mesenchyms haben oder auf eine Hypertonie zurückzuführen sein.

Soll die Sektion dazu dienen, dem fertigen Arzte eine Erklärung für die von ihm erhobenen Befunde zu geben und dem künftigen Arzte eine Vorstellung von den Krankheitsprozessen im Körper zu vermitteln, so darf kein Symptom unbeachtet bleiben, am allerwenigsten die Veränderungen am Zentralorgan im Verlaufe der Erkrankungen des übrigen Körpers, sei es nun, daß sie als rein symptomatisch zu bewerten sind, sei es, daß ihre übergeordnete Bedeutung für den Verlauf der Erkrankung erkannt werden kann.

Die Fachgenossen hoffe ich überzeugt zu haben, daß unsere Sektionsmethode den heutigen Fragestellungen der Pathologie des Nervensystems am ehesten entspricht und besonders nach Frischerhaltung in situ sowohl für die *Befunderhebung* als auch für den

Unterricht die meisten Vorteile bietet, daß sie also heute ebenso angezeigt ist, wie es VIRCHOWs Methode zu ihrer Zeit war.

Die jungen Berufskameraden bitte ich, in den für sie besonders hervorgehobenen Abschnitten, insbesondere in den Beispielen zur Befunderhebung, nur eine Anleitung zu sehen zum sorgfältigen Betrachten, zum *eigenen* Schauen, vor allem zum selbständigen Erfassen der Veränderungen des Zentralorgans und seiner Hüllen im Verlauf so mannigfaltiger Krankheitsprozesse.

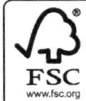

MIX
Papier aus verantwortungsvollen Quellen
Paper from responsible sources
FSC® C105338

If you have any concerns about our products,
you can contact us on
ProductSafety@springernature.com

In case Publisher is established outside the EU,
the EU authorized representative is:
**Springer Nature Customer Service Center GmbH
Europaplatz 3, 69115 Heidelberg, Germany**

Printed by Libri Plureos GmbH
in Hamburg, Germany